Smerte Loggbok

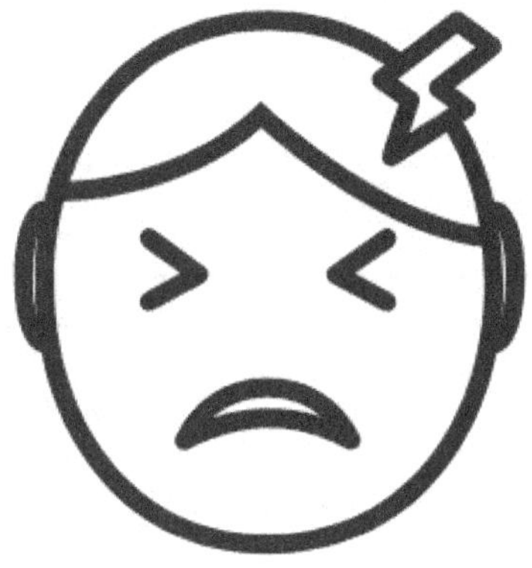

Denne boken tilhører:

Premium loggbok for å holde oversikt over dato, energi, aktivitet, søvn, smertenivå/område, måltider og mange andre nyttige ting.

Smerte Loggbok

Dato :-		Man	Tir	Ons	Tor	Fre	Lør	Søn

Smerteområde

Start	Slutt

Varighet

Kroppssted	
Foran	Bak
Venstre	Høyre

Alvorlighetsgrad

1	2	3	4	5	6	7	8	9	10

Start	Slutt

Varighet

Kroppssted	
Foran	Bak
Venstre	Høyre

Alvorlighetsgrad

1	2	3	4	5	6	7	8	9	10

Start	Slutt

Varighet

Kroppssted	
Foran	Bak
Venstre	Høyre

Alvorlighetsgrad

1	2	3	4	5	6	7	8	9	10

Energi

☆ ☆ ☆ ☆ ☆

Aktivitet

☆ ☆ ☆ ☆ ☆

Søvn

☆ ☆ ☆ ☆ ☆

Andre symptomer	Utløsere	Hjelpetiltak

Kommentarer

Smerte Loggbok

Dato :-		Man	Tir	Ons	Tor	Fre	Lør	Søn

Smerteområde

Start	Slutt	Kroppssted	
Varighet		Foran	Bak
		Venstre	Høyre

Alvorlighetsgrad

1	2	3	4	5	6	7	8	9	10

Start	Slutt	Kroppssted	
Varighet		Foran	Bak
		Venstre	Høyre

Alvorlighetsgrad

1	2	3	4	5	6	7	8	9	10

Start	Slutt	Kroppssted	
Varighet		Foran	Bak
		Venstre	Høyre

Alvorlighetsgrad

1	2	3	4	5	6	7	8	9	10

Energi

☆ ☆ ☆ ☆ ☆

Aktivitet

☆ ☆ ☆ ☆ ☆

Søvn

☆ ☆ ☆ ☆ ☆

Andre symptomer	Utløsere	Hjelpetiltak

Kommentarer

Smerte Loggbok

Dato :-		Man	Tir	Ons	Tor	Fre	Lør	Søn

Smerteområde

Start	Slutt

Varighet

Kroppssted

Foran	Bak
Venstre	Høyre

Alvorlighetsgrad

1	2	3	4	5	6	7	8	9	10

Start	Slutt

Varighet

Kroppssted

Foran	Bak
Venstre	Høyre

Alvorlighetsgrad

1	2	3	4	5	6	7	8	9	10

Start	Slutt

Varighet

Kroppssted

Foran	Bak
Venstre	Høyre

Alvorlighetsgrad

1	2	3	4	5	6	7	8	9	10

Energi

☆ ☆ ☆ ☆ ☆

Aktivitet

☆ ☆ ☆ ☆ ☆

Søvn

☆ ☆ ☆ ☆ ☆

Andre symptomer	Utløsere	Hjelpetiltak

Kommentarer

Smerte Loggbok

Dato :-		Man	Tir	Ons	Tor	Fre	Lør	Søn

Smerteområde

Start	Slutt
Varighet	

Kroppssted	
Foran	**Bak**
Venstre	**Høyre**

Alvorlighetsgrad

1	2	3	4	5	6	7	8	9	10

Start	Slutt
Varighet	

Kroppssted	
Foran	**Bak**
Venstre	**Høyre**

Alvorlighetsgrad

1	2	3	4	5	6	7	8	9	10

Start	Slutt
Varighet	

Kroppssted	
Foran	**Bak**
Venstre	**Høyre**

Alvorlighetsgrad

1	2	3	4	5	6	7	8	9	10

Energi

☆ ☆ ☆ ☆ ☆

Aktivitet

☆ ☆ ☆ ☆ ☆

Søvn

☆ ☆ ☆ ☆ ☆

Andre symptomer	Utløsere	Hjelpetiltak

Kommentarer

Smerte Loggbok

Dato :-		Man	Tir	Ons	Tor	Fre	Lør	Søn

Smerteområde

Start	Slutt
Varighet	

Kroppssted	
Foran	**Bak**
Venstre	**Høyre**

Alvorlighetsgrad

1	2	3	4	5	6	7	8	9	10

Start	Slutt
Varighet	

Kroppssted	
Foran	**Bak**
Venstre	**Høyre**

Alvorlighetsgrad

1	2	3	4	5	6	7	8	9	10

Start	Slutt
Varighet	

Kroppssted	
Foran	**Bak**
Venstre	**Høyre**

Alvorlighetsgrad

1	2	3	4	5	6	7	8	9	10

Energi

☆ ☆ ☆ ☆ ☆

Aktivitet

☆ ☆ ☆ ☆ ☆

Søvn

☆ ☆ ☆ ☆ ☆

Andre symptomer	Utløsere	Hjelpetiltak

Kommentarer

Smerte Loggbok

<table>
<tr><td>Dato :-</td><td>Man</td><td>Tir</td><td>Ons</td><td>Tor</td><td>Fre</td><td>Lør</td><td>Søn</td></tr>
</table>

Smerteområde

Start	Slutt
Varighet	

Kroppssted	
Foran	Bak
Venstre	Høyre

Alvorlighetsgrad

1	2	3	4	5	6	7	8	9	10

Start	Slutt
Varighet	

Kroppssted	
Foran	Bak
Venstre	Høyre

Alvorlighetsgrad

1	2	3	4	5	6	7	8	9	10

Start	Slutt
Varighet	

Kroppssted	
Foran	Bak
Venstre	Høyre

Alvorlighetsgrad

1	2	3	4	5	6	7	8	9	10

Energi
☆ ☆ ☆ ☆ ☆

Aktivitet
☆ ☆ ☆ ☆ ☆

Søvn
☆ ☆ ☆ ☆ ☆

Andre symptomer	Utløsere	Hjelpetiltak

Kommentarer

Smerte Loggbok

Dato :-		Man	Tir	Ons	Tor	Fre	Lør	Søn

Smerteområde

Start	Slutt

Varighet

Kroppssted	
Foran	Bak
Venstre	Høyre

Alvorlighetsgrad

1	2	3	4	5	6	7	8	9	10

Start	Slutt

Varighet

Kroppssted	
Foran	Bak
Venstre	Høyre

Alvorlighetsgrad

1	2	3	4	5	6	7	8	9	10

Start	Slutt

Varighet

Kroppssted	
Foran	Bak
Venstre	Høyre

Alvorlighetsgrad

1	2	3	4	5	6	7	8	9	10

Energi

☆ ☆ ☆ ☆ ☆

Aktivitet

☆ ☆ ☆ ☆ ☆

Søvn

☆ ☆ ☆ ☆ ☆

Andre symptomer	Utløsere	Hjelpetiltak

Kommentarer

Smerte Loggbok

Dato :-		Man	Tir	Ons	Tor	Fre	Lør	Søn

Smerteområde

Start	Slutt
Varighet	

Kroppssted	
Foran	Bak
Venstre	Høyre

Alvorlighetsgrad									
1	2	3	4	5	6	7	8	9	10

Start	Slutt
Varighet	

Kroppssted	
Foran	Bak
Venstre	Høyre

Alvorlighetsgrad									
1	2	3	4	5	6	7	8	9	10

Start	Slutt
Varighet	

Kroppssted	
Foran	Bak
Venstre	Høyre

Alvorlighetsgrad									
1	2	3	4	5	6	7	8	9	10

Energi

☆ ☆ ☆ ☆ ☆

Aktivitet

☆ ☆ ☆ ☆ ☆

Søvn

☆ ☆ ☆ ☆ ☆

Andre symptomer	Utløsere	Hjelpetiltak

Kommentarer

Smerte Loggbok

Dato :-		Man	Tir	Ons	Tor	Fre	Lør	Søn

Smerteområde

Start	Slutt

Varighet

Kroppssted	
Foran	Bak
Venstre	Høyre

Alvorlighetsgrad

1	2	3	4	5	6	7	8	9	10

Start	Slutt

Varighet

Kroppssted	
Foran	Bak
Venstre	Høyre

Alvorlighetsgrad

1	2	3	4	5	6	7	8	9	10

Start	Slutt

Varighet

Kroppssted	
Foran	Bak
Venstre	Høyre

Alvorlighetsgrad

1	2	3	4	5	6	7	8	9	10

Energi

☆ ☆ ☆ ☆ ☆

Aktivitet

☆ ☆ ☆ ☆ ☆

Søvn

☆ ☆ ☆ ☆ ☆

Andre symptomer	Utløsere	Hjelpetiltak

Kommentarer

Smerte Loggbok

Dato :-		Man	Tir	Ons	Tor	Fre	Lør	Søn

Smerteområde

Start	Slutt

Varighet

Kroppssted

Foran	Bak
Venstre	Høyre

Alvorlighetsgrad

1	2	3	4	5	6	7	8	9	10

Start	Slutt

Varighet

Kroppssted

Foran	Bak
Venstre	Høyre

Alvorlighetsgrad

1	2	3	4	5	6	7	8	9	10

Start	Slutt

Varighet

Kroppssted

Foran	Bak
Venstre	Høyre

Alvorlighetsgrad

1	2	3	4	5	6	7	8	9	10

Energi

☆ ☆ ☆ ☆ ☆

Aktivitet

☆ ☆ ☆ ☆ ☆

Søvn

☆ ☆ ☆ ☆ ☆

Andre symptomer	Utløsere	Hjelpetiltak

Kommentarer

Smerte Loggbok

Dato :-	Man	Tir	Ons	Tor	Fre	Lør	Søn

Smerteområde

Start	Slutt

Varighet

Kroppssted	
Foran	Bak
Venstre	Høyre

Alvorlighetsgrad

1	2	3	4	5	6	7	8	9	10

Start	Slutt

Varighet

Kroppssted	
Foran	Bak
Venstre	Høyre

Alvorlighetsgrad

1	2	3	4	5	6	7	8	9	10

Start	Slutt

Varighet

Kroppssted	
Foran	Bak
Venstre	Høyre

Alvorlighetsgrad

1	2	3	4	5	6	7	8	9	10

Energi

☆ ☆ ☆ ☆ ☆

Aktivitet

☆ ☆ ☆ ☆ ☆

Søvn

☆ ☆ ☆ ☆ ☆

Andre symptomer	Utløsere	Hjelpetiltak

Kommentarer

Smerte Loggbok

Dato :-		Man	Tir	Ons	Tor	Fre	Lør	Søn

Smerteområde

Start	Slutt

Varighet

Kroppssted	
Foran	Bak
Venstre	Høyre

Alvorlighetsgrad

1	2	3	4	5	6	7	8	9	10

Start	Slutt

Varighet

Kroppssted	
Foran	Bak
Venstre	Høyre

Alvorlighetsgrad

1	2	3	4	5	6	7	8	9	10

Start	Slutt

Varighet

Kroppssted	
Foran	Bak
Venstre	Høyre

Alvorlighetsgrad

1	2	3	4	5	6	7	8	9	10

Energi

☆ ☆ ☆ ☆ ☆

Aktivitet

☆ ☆ ☆ ☆ ☆

Søvn

☆ ☆ ☆ ☆ ☆

Andre symptomer	Utløsere	Hjelpetiltak

Kommentarer

Smerte Loggbok

Dato :-		Man	Tir	Ons	Tor	Fre	Lør	Søn

Smerteområde

Start	Slutt

Varighet

Kroppssted

Foran	Bak
Venstre	Høyre

Alvorlighetsgrad									
1	2	3	4	5	6	7	8	9	10

Start	Slutt

Varighet

Kroppssted

Foran	Bak
Venstre	Høyre

Alvorlighetsgrad									
1	2	3	4	5	6	7	8	9	10

Start	Slutt

Varighet

Kroppssted

Foran	Bak
Venstre	Høyre

Alvorlighetsgrad									
1	2	3	4	5	6	7	8	9	10

Energi

☆ ☆ ☆ ☆ ☆

Aktivitet

☆ ☆ ☆ ☆ ☆

Søvn

☆ ☆ ☆ ☆ ☆

Andre symptomer	Utløsere	Hjelpetiltak

Kommentarer

Smerte Loggbok

Dato :-		Man	Tir	Ons	Tor	Fre	Lør	Søn

Smerteområde

Start	Slutt

Varighet	

Kroppssted	
Foran	Bak
Venstre	Høyre

Alvorlighetsgrad									
1	2	3	4	5	6	7	8	9	10

Start	Slutt

Varighet	

Kroppssted	
Foran	Bak
Venstre	Høyre

Alvorlighetsgrad									
1	2	3	4	5	6	7	8	9	10

Start	Slutt

Varighet	

Kroppssted	
Foran	Bak
Venstre	Høyre

Alvorlighetsgrad									
1	2	3	4	5	6	7	8	9	10

Energi

☆ ☆ ☆ ☆ ☆

Aktivitet

☆ ☆ ☆ ☆ ☆

Søvn

☆ ☆ ☆ ☆ ☆

Andre symptomer	Utløsere	Hjelpetiltak

Kommentarer

Smerte Loggbok

Dato :-		Man	Tir	Ons	Tor	Fre	Lør	Søn

Smerteområde

Start	Slutt

Varighet

Kroppssted

Foran	Bak
Venstre	Høyre

Alvorlighetsgrad

1	2	3	4	5	6	7	8	9	10

Start	Slutt

Varighet

Kroppssted

Foran	Bak
Venstre	Høyre

Alvorlighetsgrad

1	2	3	4	5	6	7	8	9	10

Start	Slutt

Varighet

Kroppssted

Foran	Bak
Venstre	Høyre

Alvorlighetsgrad

1	2	3	4	5	6	7	8	9	10

Energi

☆ ☆ ☆ ☆ ☆

Aktivitet

☆ ☆ ☆ ☆ ☆

Søvn

☆ ☆ ☆ ☆ ☆

Andre symptomer	Utløsere	Hjelpetiltak

Kommentarer

Smerte Loggbok

Dato :-		Man	Tir	Ons	Tor	Fre	Lør	Søn

Smerteområde

Start	Slutt

Varighet

Kroppssted	
Foran	Bak
Venstre	Høyre

Alvorlighetsgrad

1	2	3	4	5	6	7	8	9	10

Start	Slutt

Varighet

Kroppssted	
Foran	Bak
Venstre	Høyre

Alvorlighetsgrad

1	2	3	4	5	6	7	8	9	10

Start	Slutt

Varighet

Kroppssted	
Foran	Bak
Venstre	Høyre

Alvorlighetsgrad

1	2	3	4	5	6	7	8	9	10

Energi

☆ ☆ ☆ ☆ ☆

Aktivitet

☆ ☆ ☆ ☆ ☆

Søvn

☆ ☆ ☆ ☆ ☆

Andre symptomer	Utløsere	Hjelpetiltak

Kommentarer

Smerte Loggbok

Dato :-		Man	Tir	Ons	Tor	Fre	Lør	Søn

Smerteområde

Start	Slutt	Kroppssted	
Varighet		Foran	Bak
		Venstre	Høyre

Alvorlighetsgrad									
1	2	3	4	5	6	7	8	9	10

Start	Slutt	Kroppssted	
Varighet		Foran	Bak
		Venstre	Høyre

Alvorlighetsgrad									
1	2	3	4	5	6	7	8	9	10

Start	Slutt	Kroppssted	
Varighet		Foran	Bak
		Venstre	Høyre

Alvorlighetsgrad									
1	2	3	4	5	6	7	8	9	10

Energi

☆ ☆ ☆ ☆ ☆

Aktivitet

☆ ☆ ☆ ☆ ☆

Søvn

☆ ☆ ☆ ☆ ☆

Andre symptomer	Utløsere	Hjelpetiltak

Kommentarer

Smerte Loggbok

Dato :-		Man	Tir	Ons	Tor	Fre	Lør	Søn

Smerteområde

Start	Slutt
Varighet	

Kroppssted	
Foran	Bak
Venstre	Høyre

Alvorlighetsgrad

1	2	3	4	5	6	7	8	9	10

Start	Slutt
Varighet	

Kroppssted	
Foran	Bak
Venstre	Høyre

Alvorlighetsgrad

1	2	3	4	5	6	7	8	9	10

Start	Slutt
Varighet	

Kroppssted	
Foran	Bak
Venstre	Høyre

Alvorlighetsgrad

1	2	3	4	5	6	7	8	9	10

Energi
☆ ☆ ☆ ☆ ☆

Aktivitet
☆ ☆ ☆ ☆ ☆

Søvn
☆ ☆ ☆ ☆ ☆

Andre symptomer	Utløsere	Hjelpetiltak

Kommentarer

Smerte Loggbok

Dato :-		Man	Tir	Ons	Tor	Fre	Lør	Søn

Smerteområde

Start	Slutt

Varighet

Kroppssted

Foran	Bak
Venstre	Høyre

Alvorlighetsgrad

1	2	3	4	5	6	7	8	9	10

Start	Slutt

Varighet

Kroppssted

Foran	Bak
Venstre	Høyre

Alvorlighetsgrad

1	2	3	4	5	6	7	8	9	10

Start	Slutt

Varighet

Kroppssted

Foran	Bak
Venstre	Høyre

Alvorlighetsgrad

1	2	3	4	5	6	7	8	9	10

Energi

☆ ☆ ☆ ☆ ☆

Aktivitet

☆ ☆ ☆ ☆ ☆

Søvn

☆ ☆ ☆ ☆ ☆

Andre symptomer	Utløsere	Hjelpetiltak

Kommentarer

Smerte Loggbok

Dato :-		Man	Tir	Ons	Tor	Fre	Lør	Søn

Smerteområde

Start	Slutt
Varighet	

Kroppssted	
Foran	Bak
Venstre	Høyre

Alvorlighetsgrad

1	2	3	4	5	6	7	8	9	10

Start	Slutt
Varighet	

Kroppssted	
Foran	Bak
Venstre	Høyre

Alvorlighetsgrad

1	2	3	4	5	6	7	8	9	10

Start	Slutt
Varighet	

Kroppssted	
Foran	Bak
Venstre	Høyre

Alvorlighetsgrad

1	2	3	4	5	6	7	8	9	10

Energi

☆ ☆ ☆ ☆ ☆

Aktivitet

☆ ☆ ☆ ☆ ☆

Søvn

☆ ☆ ☆ ☆ ☆

Andre symptomer	Utløsere	Hjelpetiltak

Kommentarer

Smerte Loggbok

Dato :-		Man	Tir	Ons	Tor	Fre	Lør	Søn

Smerteområde

Start	Slutt	Kroppssted	
Varighet		Foran	Bak
		Venstre	Høyre

Alvorlighetsgrad									
1	2	3	4	5	6	7	8	9	10

Start	Slutt	Kroppssted	
Varighet		Foran	Bak
		Venstre	Høyre

Alvorlighetsgrad									
1	2	3	4	5	6	7	8	9	10

Start	Slutt	Kroppssted	
Varighet		Foran	Bak
		Venstre	Høyre

Alvorlighetsgrad									
1	2	3	4	5	6	7	8	9	10

Energi

☆ ☆ ☆ ☆ ☆

Aktivitet

☆ ☆ ☆ ☆ ☆

Søvn

☆ ☆ ☆ ☆ ☆

Andre symptomer	Utløsere	Hjelpetiltak

Kommentarer

Smerte Loggbok

Dato :-		Man	Tir	Ons	Tor	Fre	Lør	Søn

Smerteområde

Start	Slutt	Kroppssted	
Varighet		Foran	Bak
		Venstre	Høyre

Alvorlighetsgrad

1	2	3	4	5	6	7	8	9	10

Start	Slutt	Kroppssted	
Varighet		Foran	Bak
		Venstre	Høyre

Alvorlighetsgrad

1	2	3	4	5	6	7	8	9	10

Start	Slutt	Kroppssted	
Varighet		Foran	Bak
		Venstre	Høyre

Alvorlighetsgrad

1	2	3	4	5	6	7	8	9	10

Energi

☆ ☆ ☆ ☆ ☆

Aktivitet

☆ ☆ ☆ ☆ ☆

Søvn

☆ ☆ ☆ ☆ ☆

Andre symptomer	Utløsere	Hjelpetiltak

Kommentarer

Smerte Loggbok

Dato :-		Man	Tir	Ons	Tor	Fre	Lør	Søn

Smerteområde

Start	Slutt

Varighet

Kroppssted	
Foran	Bak
Venstre	Høyre

Alvorlighetsgrad									
1	2	3	4	5	6	7	8	9	10

Start	Slutt

Varighet

Kroppssted	
Foran	Bak
Venstre	Høyre

Alvorlighetsgrad									
1	2	3	4	5	6	7	8	9	10

Start	Slutt

Varighet

Kroppssted	
Foran	Bak
Venstre	Høyre

Alvorlighetsgrad									
1	2	3	4	5	6	7	8	9	10

Energi
☆ ☆ ☆ ☆ ☆

Aktivitet
☆ ☆ ☆ ☆ ☆

Søvn
☆ ☆ ☆ ☆ ☆

Andre symptomer	Utløsere	Hjelpetiltak

Kommentarer

Smerte Loggbok

Dato :-		Man	Tir	Ons	Tor	Fre	Lør	Søn

Smerteområde

Start	Slutt

Varighet

Kroppssted

Foran	Bak
Venstre	Høyre

Alvorlighetsgrad

1	2	3	4	5	6	7	8	9	10

Start	Slutt

Varighet

Kroppssted

Foran	Bak
Venstre	Høyre

Alvorlighetsgrad

1	2	3	4	5	6	7	8	9	10

Start	Slutt

Varighet

Kroppssted

Foran	Bak
Venstre	Høyre

Alvorlighetsgrad

1	2	3	4	5	6	7	8	9	10

Energi

☆ ☆ ☆ ☆ ☆

Aktivitet

☆ ☆ ☆ ☆ ☆

Søvn

☆ ☆ ☆ ☆ ☆

Andre symptomer	Utløsere	Hjelpetiltak

Kommentarer

Smerte Loggbok

Dato :-		Man	Tir	Ons	Tor	Fre	Lør	Søn

Smerteområde

Start	Slutt	Kroppssted	
Varighet		Foran	Bak
		Venstre	Høyre

Alvorlighetsgrad

1	2	3	4	5	6	7	8	9	10

Start	Slutt	Kroppssted	
Varighet		Foran	Bak
		Venstre	Høyre

Alvorlighetsgrad

1	2	3	4	5	6	7	8	9	10

Start	Slutt	Kroppssted	
Varighet		Foran	Bak
		Venstre	Høyre

Alvorlighetsgrad

1	2	3	4	5	6	7	8	9	10

Energi

☆ ☆ ☆ ☆ ☆

Aktivitet

☆ ☆ ☆ ☆ ☆

Søvn

☆ ☆ ☆ ☆ ☆

Andre symptomer	Utløsere	Hjelpetiltak

Kommentarer

Smerte Loggbok

Dato :-	Man	Tir	Ons	Tor	Fre	Lør	Søn

Smerteområde

Start	Slutt

Varighet

Kroppssted	
Foran	Bak
Venstre	Høyre

Alvorlighetsgrad

1	2	3	4	5	6	7	8	9	10

Start	Slutt

Varighet

Kroppssted	
Foran	Bak
Venstre	Høyre

Alvorlighetsgrad

1	2	3	4	5	6	7	8	9	10

Start	Slutt

Varighet

Kroppssted	
Foran	Bak
Venstre	Høyre

Alvorlighetsgrad

1	2	3	4	5	6	7	8	9	10

Energi

☆ ☆ ☆ ☆ ☆

Aktivitet

☆ ☆ ☆ ☆ ☆

Søvn

☆ ☆ ☆ ☆ ☆

Andre symptomer	Utløsere	Hjelpetiltak

Kommentarer

Smerte Loggbok

Dato :-		Man	Tir	Ons	Tor	Fre	Lør	Søn

Smerteområde

Start	Slutt
Varighet	

Kroppssted	
Foran	Bak
Venstre	Høyre

Alvorlighetsgrad

1	2	3	4	5	6	7	8	9	10

Start	Slutt
Varighet	

Kroppssted	
Foran	Bak
Venstre	Høyre

Alvorlighetsgrad

1	2	3	4	5	6	7	8	9	10

Start	Slutt
Varighet	

Kroppssted	
Foran	Bak
Venstre	Høyre

Alvorlighetsgrad

1	2	3	4	5	6	7	8	9	10

Energi

☆ ☆ ☆ ☆ ☆

Aktivitet

☆ ☆ ☆ ☆ ☆

Søvn

☆ ☆ ☆ ☆ ☆

Andre symptomer	Utløsere	Hjelpetiltak

Kommentarer

Smerte Loggbok

Dato :-		Man	Tir	Ons	Tor	Fre	Lør	Søn

Smerteområde

Start	Slutt

Varighet

Kroppssted

Foran	Bak
Venstre	Høyre

Alvorlighetsgrad

1	2	3	4	5	6	7	8	9	10

Start	Slutt

Varighet

Kroppssted

Foran	Bak
Venstre	Høyre

Alvorlighetsgrad

1	2	3	4	5	6	7	8	9	10

Start	Slutt

Varighet

Kroppssted

Foran	Bak
Venstre	Høyre

Alvorlighetsgrad

1	2	3	4	5	6	7	8	9	10

Energi

☆ ☆ ☆ ☆ ☆

Aktivitet

☆ ☆ ☆ ☆ ☆

Søvn

☆ ☆ ☆ ☆ ☆

Andre symptomer	Utløsere	Hjelpetiltak

Kommentarer

Smerte Loggbok

Dato :-		Man	Tir	Ons	Tor	Fre	Lør	Søn

Smerteområde

Start	Slutt

Varighet

Kroppssted

Foran	Bak
Venstre	Høyre

Alvorlighetsgrad

1	2	3	4	5	6	7	8	9	10

Start	Slutt

Varighet

Kroppssted

Foran	Bak
Venstre	Høyre

Alvorlighetsgrad

1	2	3	4	5	6	7	8	9	10

Start	Slutt

Varighet

Kroppssted

Foran	Bak
Venstre	Høyre

Alvorlighetsgrad

1	2	3	4	5	6	7	8	9	10

Energi

☆ ☆ ☆ ☆ ☆

Aktivitet

☆ ☆ ☆ ☆ ☆

Søvn

☆ ☆ ☆ ☆ ☆

Andre symptomer	Utløsere	Hjelpetiltak

Kommentarer

Smerte Loggbok

Dato :-							
	Man	Tir	Ons	Tor	Fre	Lør	Søn

Smerteområde

Start	Slutt

Varighet

Kroppssted	
Foran	Bak
Venstre	Høyre

Alvorlighetsgrad

1	2	3	4	5	6	7	8	9	10

Start	Slutt

Varighet

Kroppssted	
Foran	Bak
Venstre	Høyre

Alvorlighetsgrad

1	2	3	4	5	6	7	8	9	10

Start	Slutt

Varighet

Kroppssted	
Foran	Bak
Venstre	Høyre

Alvorlighetsgrad

1	2	3	4	5	6	7	8	9	10

Energi

☆ ☆ ☆ ☆ ☆

Aktivitet

☆ ☆ ☆ ☆ ☆

Søvn

☆ ☆ ☆ ☆ ☆

Andre symptomer	Utløsere	Hjelpetiltak

Kommentarer

Smerte Loggbok

Dato :-		Man	Tir	Ons	Tor	Fre	Lør	Søn

Smerteområde

Start	Slutt

Varighet

Kroppssted

Foran	Bak
Venstre	Høyre

Alvorlighetsgrad

1	2	3	4	5	6	7	8	9	10

Start	Slutt

Varighet

Kroppssted

Foran	Bak
Venstre	Høyre

Alvorlighetsgrad

1	2	3	4	5	6	7	8	9	10

Start	Slutt

Varighet

Kroppssted

Foran	Bak
Venstre	Høyre

Alvorlighetsgrad

1	2	3	4	5	6	7	8	9	10

Energi

☆ ☆ ☆ ☆ ☆

Aktivitet

☆ ☆ ☆ ☆ ☆

Søvn

☆ ☆ ☆ ☆ ☆

Andre symptomer	Utløsere	Hjelpetiltak

Kommentarer

Smerte Loggbok

Dato :-		Man	Tir	Ons	Tor	Fre	Lør	Søn

Smerteområde

Start	Slutt		Kroppssted	
Varighet			Foran	Bak
			Venstre	Høyre

Alvorlighetsgrad

1	2	3	4	5	6	7	8	9	10

Start	Slutt		Kroppssted	
Varighet			Foran	Bak
			Venstre	Høyre

Alvorlighetsgrad

1	2	3	4	5	6	7	8	9	10

Start	Slutt		Kroppssted	
Varighet			Foran	Bak
			Venstre	Høyre

Alvorlighetsgrad

1	2	3	4	5	6	7	8	9	10

Energi

☆ ☆ ☆ ☆ ☆

Aktivitet

☆ ☆ ☆ ☆ ☆

Søvn

☆ ☆ ☆ ☆ ☆

Andre symptomer	Utløsere	Hjelpetiltak

Kommentarer

Smerte Loggbok

Dato :-		Man	Tir	Ons	Tor	Fre	Lør	Søn

Smerteområde

Start	Slutt	Kroppssted	
Varighet		Foran	Bak
		Venstre	Høyre

Alvorlighetsgrad

1	2	3	4	5	6	7	8	9	10

Start	Slutt	Kroppssted	
Varighet		Foran	Bak
		Venstre	Høyre

Alvorlighetsgrad

1	2	3	4	5	6	7	8	9	10

Start	Slutt	Kroppssted	
Varighet		Foran	Bak
		Venstre	Høyre

Alvorlighetsgrad

1	2	3	4	5	6	7	8	9	10

Energi
☆ ☆ ☆ ☆ ☆

Aktivitet
☆ ☆ ☆ ☆ ☆

Søvn
☆ ☆ ☆ ☆ ☆

Andre symptomer	Utløsere	Hjelpetiltak

Kommentarer

Smerte Loggbok

Dato :-		Man	Tir	Ons	Tor	Fre	Lør	Søn

Smerteområde

Start	Slutt

Varighet

Kroppssted

Foran	Bak
Venstre	Høyre

Alvorlighetsgrad

1	2	3	4	5	6	7	8	9	10

Start	Slutt

Varighet

Kroppssted

Foran	Bak
Venstre	Høyre

Alvorlighetsgrad

1	2	3	4	5	6	7	8	9	10

Start	Slutt

Varighet

Kroppssted

Foran	Bak
Venstre	Høyre

Alvorlighetsgrad

1	2	3	4	5	6	7	8	9	10

Energi

☆ ☆ ☆ ☆ ☆

Aktivitet

☆ ☆ ☆ ☆ ☆

Søvn

☆ ☆ ☆ ☆ ☆

Andre symptomer	Utløsere	Hjelpetiltak

Kommentarer

Smerte Loggbok

Dato :-		Man	Tir	Ons	Tor	Fre	Lør	Søn

Smerteområde

Start	Slutt
Varighet	

Kroppssted	
Foran	Bak
Venstre	Høyre

Alvorlighetsgrad

1	2	3	4	5	6	7	8	9	10

Start	Slutt
Varighet	

Kroppssted	
Foran	Bak
Venstre	Høyre

Alvorlighetsgrad

1	2	3	4	5	6	7	8	9	10

Start	Slutt
Varighet	

Kroppssted	
Foran	Bak
Venstre	Høyre

Alvorlighetsgrad

1	2	3	4	5	6	7	8	9	10

Energi

☆ ☆ ☆ ☆ ☆

Aktivitet

☆ ☆ ☆ ☆ ☆

Søvn

☆ ☆ ☆ ☆ ☆

Andre symptomer	Utløsere	Hjelpetiltak

Kommentarer

Smerte Loggbok

Dato :-		Man	Tir	Ons	Tor	Fre	Lør	Søn

Smerteområde

Energi
☆ ☆ ☆ ☆ ☆

Aktivitet
☆ ☆ ☆ ☆ ☆

Søvn
☆ ☆ ☆ ☆ ☆

Start	Slutt	Kroppssted	
Varighet		Foran	Bak
		Venstre	Høyre

Alvorlighetsgrad

1	2	3	4	5	6	7	8	9	10

Start	Slutt	Kroppssted	
Varighet		Foran	Bak
		Venstre	Høyre

Alvorlighetsgrad

1	2	3	4	5	6	7	8	9	10

Start	Slutt	Kroppssted	
Varighet		Foran	Bak
		Venstre	Høyre

Alvorlighetsgrad

1	2	3	4	5	6	7	8	9	10

Andre symptomer	Utløsere	Hjelpetiltak

Kommentarer

Smerte Loggbok

Dato :-	Man	Tir	Ons	Tor	Fre	Lør	Søn

Smerteområde

Start	Slutt

Varighet

Kroppssted	

Foran	Bak
Venstre	Høyre

Alvorlighetsgrad

1	2	3	4	5	6	7	8	9	10

Start	Slutt

Varighet

Kroppssted	

Foran	Bak
Venstre	Høyre

Alvorlighetsgrad

1	2	3	4	5	6	7	8	9	10

Start	Slutt

Varighet

Kroppssted	

Foran	Bak
Venstre	Høyre

Alvorlighetsgrad

1	2	3	4	5	6	7	8	9	10

Energi

☆ ☆ ☆ ☆ ☆

Aktivitet

☆ ☆ ☆ ☆ ☆

Søvn

☆ ☆ ☆ ☆ ☆

Andre symptomer	Utløsere	Hjelpetiltak

Kommentarer

Smerte Loggbok

Dato :-		Man	Tir	Ons	Tor	Fre	Lør	Søn

Smerteområde

Start	Slutt
Varighet	

Kroppssted	
Foran	**Bak**
Venstre	**Høyre**

Alvorlighetsgrad

1	2	3	4	5	6	7	8	9	10

Start	Slutt
Varighet	

Kroppssted	
Foran	**Bak**
Venstre	**Høyre**

Alvorlighetsgrad

1	2	3	4	5	6	7	8	9	10

Start	Slutt
Varighet	

Kroppssted	
Foran	**Bak**
Venstre	**Høyre**

Alvorlighetsgrad

1	2	3	4	5	6	7	8	9	10

Energi

☆ ☆ ☆ ☆ ☆

Aktivitet

☆ ☆ ☆ ☆ ☆

Søvn

☆ ☆ ☆ ☆ ☆

Andre symptomer	Utløsere	Hjelpetiltak

Kommentarer

Smerte Loggbok

Dato :-		Man	Tir	Ons	Tor	Fre	Lør	Søn

Smerteområde

Start	Slutt	Kroppssted	
Varighet		Foran	Bak
		Venstre	Høyre

Alvorlighetsgrad

1	2	3	4	5	6	7	8	9	10

Start	Slutt	Kroppssted	
Varighet		Foran	Bak
		Venstre	Høyre

Alvorlighetsgrad

1	2	3	4	5	6	7	8	9	10

Start	Slutt	Kroppssted	
Varighet		Foran	Bak
		Venstre	Høyre

Alvorlighetsgrad

1	2	3	4	5	6	7	8	9	10

Energi
☆ ☆ ☆ ☆ ☆

Aktivitet
☆ ☆ ☆ ☆ ☆

Søvn
☆ ☆ ☆ ☆ ☆

Andre symptomer	Utløsere	Hjelpetiltak

Kommentarer

Smerte Loggbok

Dato :-		Man	Tir	Ons	Tor	Fre	Lør	Søn

Smerteområde

Start	Slutt
Varighet	

Kroppssted	
Foran	Bak
Venstre	Høyre

Alvorlighetsgrad

1	2	3	4	5	6	7	8	9	10

Start	Slutt
Varighet	

Kroppssted	
Foran	Bak
Venstre	Høyre

Alvorlighetsgrad

1	2	3	4	5	6	7	8	9	10

Start	Slutt
Varighet	

Kroppssted	
Foran	Bak
Venstre	Høyre

Alvorlighetsgrad

1	2	3	4	5	6	7	8	9	10

Energi

☆ ☆ ☆ ☆ ☆

Aktivitet

☆ ☆ ☆ ☆ ☆

Søvn

☆ ☆ ☆ ☆ ☆

Andre symptomer	Utløsere	Hjelpetiltak

Kommentarer

Smerte Loggbok

Dato :-		Man	Tir	Ons	Tor	Fre	Lør	Søn

Smerteområde

Start	Slutt
Varighet	

Kroppssted	
Foran	Bak
Venstre	Høyre

Alvorlighetsgrad

1	2	3	4	5	6	7	8	9	10

Start	Slutt
Varighet	

Kroppssted	
Foran	Bak
Venstre	Høyre

Alvorlighetsgrad

1	2	3	4	5	6	7	8	9	10

Start	Slutt
Varighet	

Kroppssted	
Foran	Bak
Venstre	Høyre

Alvorlighetsgrad

1	2	3	4	5	6	7	8	9	10

Energi

☆ ☆ ☆ ☆ ☆

Aktivitet

☆ ☆ ☆ ☆ ☆

Søvn

☆ ☆ ☆ ☆ ☆

Andre symptomer	Utløsere	Hjelpetiltak

Kommentarer

Smerte Loggbok

Dato :-	Man	Tir	Ons	Tor	Fre	Lør	Søn

Smerteområde

Start	Slutt

Varighet

Kroppssted

Foran	Bak
Venstre	Høyre

Alvorlighetsgrad									
1	2	3	4	5	6	7	8	9	10

Start	Slutt

Varighet

Kroppssted

Foran	Bak
Venstre	Høyre

Alvorlighetsgrad									
1	2	3	4	5	6	7	8	9	10

Start	Slutt

Varighet

Kroppssted

Foran	Bak
Venstre	Høyre

Alvorlighetsgrad									
1	2	3	4	5	6	7	8	9	10

Energi

☆ ☆ ☆ ☆ ☆

Aktivitet

☆ ☆ ☆ ☆ ☆

Søvn

☆ ☆ ☆ ☆ ☆

Andre symptomer	Utløsere	Hjelpetiltak

Kommentarer

Smerte Loggbok

Dato :-		Man	Tir	Ons	Tor	Fre	Lør	Søn

Smerteområde

Energi
☆ ☆ ☆ ☆ ☆

Aktivitet
☆ ☆ ☆ ☆ ☆

Søvn
☆ ☆ ☆ ☆ ☆

Start	Slutt

Varighet

Kroppssted	
Foran	Bak
Venstre	Høyre

Alvorlighetsgrad

1	2	3	4	5	6	7	8	9	10

Start	Slutt

Varighet

Kroppssted	
Foran	Bak
Venstre	Høyre

Alvorlighetsgrad

1	2	3	4	5	6	7	8	9	10

Start	Slutt

Varighet

Kroppssted	
Foran	Bak
Venstre	Høyre

Alvorlighetsgrad

1	2	3	4	5	6	7	8	9	10

Andre symptomer	Utløsere	Hjelpetiltak

Kommentarer

Smerte Loggbok

Dato :-		Man	Tir	Ons	Tor	Fre	Lør	Søn

Smerteområde

Start	Slutt
Varighet	

Kroppssted	
Foran	Bak
Venstre	Høyre

Alvorlighetsgrad

1	2	3	4	5	6	7	8	9	10

Start	Slutt
Varighet	

Kroppssted	
Foran	Bak
Venstre	Høyre

Alvorlighetsgrad

1	2	3	4	5	6	7	8	9	10

Start	Slutt
Varighet	

Kroppssted	
Foran	Bak
Venstre	Høyre

Alvorlighetsgrad

1	2	3	4	5	6	7	8	9	10

Energi

☆ ☆ ☆ ☆ ☆

Aktivitet

☆ ☆ ☆ ☆ ☆

Søvn

☆ ☆ ☆ ☆ ☆

Andre symptomer	Utløsere	Hjelpetiltak

Kommentarer

Smerte Loggbok

Dato :-		Man	Tir	Ons	Tor	Fre	Lør	Søn

Smerteområde

Start	Slutt	Kroppssted	
Varighet		Foran	Bak
		Venstre	Høyre

Alvorlighetsgrad

1	2	3	4	5	6	7	8	9	10

Start	Slutt	Kroppssted	
Varighet		Foran	Bak
		Venstre	Høyre

Alvorlighetsgrad

1	2	3	4	5	6	7	8	9	10

Start	Slutt	Kroppssted	
Varighet		Foran	Bak
		Venstre	Høyre

Alvorlighetsgrad

1	2	3	4	5	6	7	8	9	10

Energi

☆ ☆ ☆ ☆ ☆

Aktivitet

☆ ☆ ☆ ☆ ☆

Søvn

☆ ☆ ☆ ☆ ☆

Andre symptomer	Utløsere	Hjelpetiltak

Kommentarer

Smerte Loggbok

Dato :-		Man	Tir	Ons	Tor	Fre	Lør	Søn

Smerteområde

Start	Slutt
Varighet	

Kroppssted	
Foran	Bak
Venstre	Høyre

Alvorlighetsgrad

1	2	3	4	5	6	7	8	9	10

Start	Slutt
Varighet	

Kroppssted	
Foran	Bak
Venstre	Høyre

Alvorlighetsgrad

1	2	3	4	5	6	7	8	9	10

Start	Slutt
Varighet	

Kroppssted	
Foran	Bak
Venstre	Høyre

Alvorlighetsgrad

1	2	3	4	5	6	7	8	9	10

Energi

☆ ☆ ☆ ☆ ☆

Aktivitet

☆ ☆ ☆ ☆ ☆

Søvn

☆ ☆ ☆ ☆ ☆

Andre symptomer	Utløsere	Hjelpetiltak

Kommentarer

Smerte Loggbok

Dato :-		Man	Tir	Ons	Tor	Fre	Lør	Søn

Smerteområde

Start	Slutt
Varighet	

Kroppssted	
Foran	Bak
Venstre	Høyre

Alvorlighetsgrad

1	2	3	4	5	6	7	8	9	10

Start	Slutt
Varighet	

Kroppssted	
Foran	Bak
Venstre	Høyre

Alvorlighetsgrad

1	2	3	4	5	6	7	8	9	10

Start	Slutt
Varighet	

Kroppssted	
Foran	Bak
Venstre	Høyre

Alvorlighetsgrad

1	2	3	4	5	6	7	8	9	10

Energi

☆ ☆ ☆ ☆ ☆

Aktivitet

☆ ☆ ☆ ☆ ☆

Søvn

☆ ☆ ☆ ☆ ☆

Andre symptomer	Utløsere	Hjelpetiltak

Kommentarer

Smerte Loggbok

Dato :-		Man	Tir	Ons	Tor	Fre	Lør	Søn

Smerteområde

Start	Slutt

Varighet

Kroppssted

Foran	Bak
Venstre	Høyre

Alvorlighetsgrad									
1	2	3	4	5	6	7	8	9	10

Start	Slutt

Varighet

Kroppssted

Foran	Bak
Venstre	Høyre

Alvorlighetsgrad									
1	2	3	4	5	6	7	8	9	10

Start	Slutt

Varighet

Kroppssted

Foran	Bak
Venstre	Høyre

Alvorlighetsgrad									
1	2	3	4	5	6	7	8	9	10

Energi

☆ ☆ ☆ ☆ ☆

Aktivitet

☆ ☆ ☆ ☆ ☆

Søvn

☆ ☆ ☆ ☆ ☆

Andre symptomer	Utløsere	Hjelpetiltak

Kommentarer

Smerte Loggbok

Dato :-		Man	Tir	Ons	Tor	Fre	Lør	Søn

Smerteområde

Start	Slutt

Varighet

Kroppssted

Foran	Bak
Venstre	Høyre

Alvorlighetsgrad

1	2	3	4	5	6	7	8	9	10

Start	Slutt

Varighet

Kroppssted

Foran	Bak
Venstre	Høyre

Alvorlighetsgrad

1	2	3	4	5	6	7	8	9	10

Start	Slutt

Varighet

Kroppssted

Foran	Bak
Venstre	Høyre

Alvorlighetsgrad

1	2	3	4	5	6	7	8	9	10

Energi

☆ ☆ ☆ ☆ ☆

Aktivitet

☆ ☆ ☆ ☆ ☆

Søvn

☆ ☆ ☆ ☆ ☆

Andre symptomer	Utløsere	Hjelpetiltak

Kommentarer

Smerte Loggbok

Dato :-		Man	Tir	Ons	Tor	Fre	Lør	Søn

Smerteområde

Start	Slutt
Varighet	

Kroppssted	
Foran	Bak
Venstre	Høyre

Alvorlighetsgrad

1	2	3	4	5	6	7	8	9	10

Start	Slutt
Varighet	

Kroppssted	
Foran	Bak
Venstre	Høyre

Alvorlighetsgrad

1	2	3	4	5	6	7	8	9	10

Start	Slutt
Varighet	

Kroppssted	
Foran	Bak
Venstre	Høyre

Alvorlighetsgrad

1	2	3	4	5	6	7	8	9	10

Energi

☆ ☆ ☆ ☆ ☆

Aktivitet

☆ ☆ ☆ ☆ ☆

Søvn

☆ ☆ ☆ ☆ ☆

Andre symptomer	Utløsere	Hjelpetiltak

Kommentarer

Smerte Loggbok

Dato :-	Man	Tir	Ons	Tor	Fre	Lør	Søn

Smerteområde

Start	Slutt
Varighet	

Kroppssted	
Foran	Bak
Venstre	Høyre

Alvorlighetsgrad

1	2	3	4	5	6	7	8	9	10

Start	Slutt
Varighet	

Kroppssted	
Foran	Bak
Venstre	Høyre

Alvorlighetsgrad

1	2	3	4	5	6	7	8	9	10

Start	Slutt
Varighet	

Kroppssted	
Foran	Bak
Venstre	Høyre

Alvorlighetsgrad

1	2	3	4	5	6	7	8	9	10

Energi

☆ ☆ ☆ ☆ ☆

Aktivitet

☆ ☆ ☆ ☆ ☆

Søvn

☆ ☆ ☆ ☆ ☆

Andre symptomer	Utløsere	Hjelpetiltak

Kommentarer

Smerte Loggbok

Dato :-		Man	Tir	Ons	Tor	Fre	Lør	Søn

Smerteområde

Start	Slutt	Kroppssted	
Varighet		Foran	Bak
		Venstre	Høyre

Alvorlighetsgrad

1	2	3	4	5	6	7	8	9	10

Start	Slutt	Kroppssted	
Varighet		Foran	Bak
		Venstre	Høyre

Alvorlighetsgrad

1	2	3	4	5	6	7	8	9	10

Start	Slutt	Kroppssted	
Varighet		Foran	Bak
		Venstre	Høyre

Alvorlighetsgrad

1	2	3	4	5	6	7	8	9	10

Energi

☆ ☆ ☆ ☆ ☆

Aktivitet

☆ ☆ ☆ ☆ ☆

Søvn

☆ ☆ ☆ ☆ ☆

Andre symptomer	Utløsere	Hjelpetiltak

Kommentarer

Smerte Loggbok

Dato :-		Man	Tir	Ons	Tor	Fre	Lør	Søn

Smerteområde

Start	Slutt

Varighet

Kroppssted	
Foran	Bak
Venstre	Høyre

Alvorlighetsgrad

1	2	3	4	5	6	7	8	9	10

Start	Slutt

Varighet

Kroppssted	
Foran	Bak
Venstre	Høyre

Alvorlighetsgrad

1	2	3	4	5	6	7	8	9	10

Start	Slutt

Varighet

Kroppssted	
Foran	Bak
Venstre	Høyre

Alvorlighetsgrad

1	2	3	4	5	6	7	8	9	10

Energi

☆ ☆ ☆ ☆ ☆

Aktivitet

☆ ☆ ☆ ☆ ☆

Søvn

☆ ☆ ☆ ☆ ☆

Andre symptomer	Utløsere	Hjelpetiltak

Kommentarer

Smerte Loggbok

Dato :-		Man	Tir	Ons	Tor	Fre	Lør	Søn

Smerteområde

Start	Slutt

Varighet

Kroppssted

Foran	Bak
Venstre	Høyre

Alvorlighetsgrad

1	2	3	4	5	6	7	8	9	10

Start	Slutt

Varighet

Kroppssted

Foran	Bak
Venstre	Høyre

Alvorlighetsgrad

1	2	3	4	5	6	7	8	9	10

Start	Slutt

Varighet

Kroppssted

Foran	Bak
Venstre	Høyre

Alvorlighetsgrad

1	2	3	4	5	6	7	8	9	10

Energi

☆ ☆ ☆ ☆ ☆

Aktivitet

☆ ☆ ☆ ☆ ☆

Søvn

☆ ☆ ☆ ☆ ☆

Andre symptomer	Utløsere	Hjelpetiltak

Kommentarer

Smerte Loggbok

Dato :-		Man	Tir	Ons	Tor	Fre	Lør	Søn

Smerteområde

Start / Slutt

Start	Slutt

Varighet

Kroppssted

Kroppssted

Foran	Bak
Venstre	Høyre

Alvorlighetsgrad

1	2	3	4	5	6	7	8	9	10

Start	Slutt

Varighet

Kroppssted

Foran	Bak
Venstre	Høyre

Alvorlighetsgrad

1	2	3	4	5	6	7	8	9	10

Start	Slutt

Varighet

Kroppssted

Foran	Bak
Venstre	Høyre

Alvorlighetsgrad

1	2	3	4	5	6	7	8	9	10

Energi

☆ ☆ ☆ ☆ ☆

Aktivitet

☆ ☆ ☆ ☆ ☆

Søvn

☆ ☆ ☆ ☆ ☆

Andre symptomer	Utløsere	Hjelpetiltak

Kommentarer

Smerte Loggbok

Dato :-		Man	Tir	Ons	Tor	Fre	Lør	Søn

Smerteområde

Start	Slutt

Varighet

Kroppssted	
Foran	Bak
Venstre	Høyre

Alvorlighetsgrad

1	2	3	4	5	6	7	8	9	10

Start	Slutt

Varighet

Kroppssted	
Foran	Bak
Venstre	Høyre

Alvorlighetsgrad

1	2	3	4	5	6	7	8	9	10

Start	Slutt

Varighet

Kroppssted	
Foran	Bak
Venstre	Høyre

Alvorlighetsgrad

1	2	3	4	5	6	7	8	9	10

Energi

☆ ☆ ☆ ☆ ☆

Aktivitet

☆ ☆ ☆ ☆ ☆

Søvn

☆ ☆ ☆ ☆ ☆

Andre symptomer	Utløsere	Hjelpetiltak

Kommentarer

Smerte Loggbok

Dato :-		Man	Tir	Ons	Tor	Fre	Lør	Søn

Smerteområde

Start	Slutt
Varighet	

Kroppssted	
Foran	**Bak**
Venstre	**Høyre**

Alvorlighetsgrad

1	2	3	4	5	6	7	8	9	10

Start	Slutt
Varighet	

Kroppssted	
Foran	**Bak**
Venstre	**Høyre**

Alvorlighetsgrad

1	2	3	4	5	6	7	8	9	10

Start	Slutt
Varighet	

Kroppssted	
Foran	**Bak**
Venstre	**Høyre**

Alvorlighetsgrad

1	2	3	4	5	6	7	8	9	10

Energi

☆ ☆ ☆ ☆ ☆

Aktivitet

☆ ☆ ☆ ☆ ☆

Søvn

☆ ☆ ☆ ☆ ☆

Andre symptomer	Utløsere	Hjelpetiltak

Kommentarer

Smerte Loggbok

Dato :-		Man	Tir	Ons	Tor	Fre	Lør	Søn

Smerteområde

Start	Slutt		Kroppssted	
Varighet			Foran	Bak
			Venstre	Høyre

Alvorlighetsgrad									
1	2	3	4	5	6	7	8	9	10

Start	Slutt		Kroppssted	
Varighet			Foran	Bak
			Venstre	Høyre

Alvorlighetsgrad									
1	2	3	4	5	6	7	8	9	10

Start	Slutt		Kroppssted	
Varighet			Foran	Bak
			Venstre	Høyre

Alvorlighetsgrad									
1	2	3	4	5	6	7	8	9	10

Energi

☆ ☆ ☆ ☆ ☆

Aktivitet

☆ ☆ ☆ ☆ ☆

Søvn

☆ ☆ ☆ ☆ ☆

Andre symptomer	Utløsere	Hjelpetiltak

Kommentarer

Smerte Loggbok

Dato :-		Man	Tir	Ons	Tor	Fre	Lør	Søn

Smerteområde

Start	Slutt		Kroppssted	
Varighet			Foran	Bak
			Venstre	Høyre

Alvorlighetsgrad

1	2	3	4	5	6	7	8	9	10

Start	Slutt		Kroppssted	
Varighet			Foran	Bak
			Venstre	Høyre

Alvorlighetsgrad

1	2	3	4	5	6	7	8	9	10

Start	Slutt		Kroppssted	
Varighet			Foran	Bak
			Venstre	Høyre

Alvorlighetsgrad

1	2	3	4	5	6	7	8	9	10

Energi

☆ ☆ ☆ ☆ ☆

Aktivitet

☆ ☆ ☆ ☆ ☆

Søvn

☆ ☆ ☆ ☆ ☆

Andre symptomer	Utløsere	Hjelpetiltak

Kommentarer

Smerte Loggbok

Dato :-		Man	Tir	Ons	Tor	Fre	Lør	Søn

Smerteområde

Start	Slutt

Varighet

Kroppssted

Foran	Bak
Venstre	Høyre

Alvorlighetsgrad									
1	2	3	4	5	6	7	8	9	10

Start	Slutt

Varighet

Kroppssted

Foran	Bak
Venstre	Høyre

Alvorlighetsgrad									
1	2	3	4	5	6	7	8	9	10

Start	Slutt

Varighet

Kroppssted

Foran	Bak
Venstre	Høyre

Alvorlighetsgrad									
1	2	3	4	5	6	7	8	9	10

Energi

☆ ☆ ☆ ☆ ☆

Aktivitet

☆ ☆ ☆ ☆ ☆

Søvn

☆ ☆ ☆ ☆ ☆

Andre symptomer	Utløsere	Hjelpetiltak

Kommentarer

Smerte Loggbok

Dato :-		Man	Tir	Ons	Tor	Fre	Lør	Søn

Smerteområde

Start	Slutt

Varighet

Kroppssted

Foran	Bak
Venstre	Høyre

Alvorlighetsgrad

1	2	3	4	5	6	7	8	9	10

Start	Slutt

Varighet

Kroppssted

Foran	Bak
Venstre	Høyre

Alvorlighetsgrad

1	2	3	4	5	6	7	8	9	10

Start	Slutt

Varighet

Kroppssted

Foran	Bak
Venstre	Høyre

Alvorlighetsgrad

1	2	3	4	5	6	7	8	9	10

Energi

☆ ☆ ☆ ☆ ☆

Aktivitet

☆ ☆ ☆ ☆ ☆

Søvn

☆ ☆ ☆ ☆ ☆

Andre symptomer	Utløsere	Hjelpetiltak

Kommentarer

Smerte Loggbok

Dato :-		Man	Tir	Ons	Tor	Fre	Lør	Søn

Smerteområde

Start	Slutt

Varighet

Kroppssted	
Foran	Bak
Venstre	Høyre

Alvorlighetsgrad									
1	2	3	4	5	6	7	8	9	10

Start	Slutt

Varighet

Kroppssted	
Foran	Bak
Venstre	Høyre

Alvorlighetsgrad									
1	2	3	4	5	6	7	8	9	10

Start	Slutt

Varighet

Kroppssted	
Foran	Bak
Venstre	Høyre

Alvorlighetsgrad									
1	2	3	4	5	6	7	8	9	10

Energi

☆ ☆ ☆ ☆ ☆

Aktivitet

☆ ☆ ☆ ☆ ☆

Søvn

☆ ☆ ☆ ☆ ☆

Andre symptomer	Utløsere	Hjelpetiltak

Kommentarer

Smerte Loggbok

Dato :-	Man	Tir	Ons	Tor	Fre	Lør	Søn

Smerteområde

Start	Slutt

Varighet	

Kroppssted	
Foran	Bak
Venstre	Høyre

Alvorlighetsgrad

1	2	3	4	5	6	7	8	9	10

Start	Slutt

Varighet	

Kroppssted	
Foran	Bak
Venstre	Høyre

Alvorlighetsgrad

1	2	3	4	5	6	7	8	9	10

Start	Slutt

Varighet	

Kroppssted	
Foran	Bak
Venstre	Høyre

Alvorlighetsgrad

1	2	3	4	5	6	7	8	9	10

Energi

☆ ☆ ☆ ☆ ☆

Aktivitet

☆ ☆ ☆ ☆ ☆

Søvn

☆ ☆ ☆ ☆ ☆

Andre symptomer	Utløsere	Hjelpetiltak

Kommentarer

Smerte Loggbok

Dato :-		Man	Tir	Ons	Tor	Fre	Lør	Søn

Smerteområde

Start	Slutt

Varighet	

Kroppssted	
Foran	Bak
Venstre	Høyre

Alvorlighetsgrad									
1	2	3	4	5	6	7	8	9	10

Start	Slutt

Varighet	

Kroppssted	
Foran	Bak
Venstre	Høyre

Alvorlighetsgrad									
1	2	3	4	5	6	7	8	9	10

Start	Slutt

Varighet	

Kroppssted	
Foran	Bak
Venstre	Høyre

Alvorlighetsgrad									
1	2	3	4	5	6	7	8	9	10

Energi

☆ ☆ ☆ ☆ ☆

Aktivitet

☆ ☆ ☆ ☆ ☆

Søvn

☆ ☆ ☆ ☆ ☆

Andre symptomer	Utløsere	Hjelpetiltak

Kommentarer

Smerte Loggbok

Dato :-		Man	Tir	Ons	Tor	Fre	Lør	Søn

Smerteområde

Start	Slutt

Varighet

Kroppssted	
Foran	Bak
Venstre	Høyre

Alvorlighetsgrad

1	2	3	4	5	6	7	8	9	10

Start	Slutt

Varighet

Kroppssted	
Foran	Bak
Venstre	Høyre

Alvorlighetsgrad

1	2	3	4	5	6	7	8	9	10

Start	Slutt

Varighet

Kroppssted	
Foran	Bak
Venstre	Høyre

Alvorlighetsgrad

1	2	3	4	5	6	7	8	9	10

Energi

☆ ☆ ☆ ☆ ☆

Aktivitet

☆ ☆ ☆ ☆ ☆

Søvn

☆ ☆ ☆ ☆ ☆

Andre symptomer	Utløsere	Hjelpetiltak

Kommentarer

Smerte Loggbok

Dato :-		Man	Tir	Ons	Tor	Fre	Lør	Søn

Smerteområde

Start	Slutt

Varighet

Kroppssted

Foran	Bak
Venstre	Høyre

Alvorlighetsgrad

1	2	3	4	5	6	7	8	9	10

Start	Slutt

Varighet

Kroppssted

Foran	Bak
Venstre	Høyre

Alvorlighetsgrad

1	2	3	4	5	6	7	8	9	10

Start	Slutt

Varighet

Kroppssted

Foran	Bak
Venstre	Høyre

Alvorlighetsgrad

1	2	3	4	5	6	7	8	9	10

Energi

☆ ☆ ☆ ☆ ☆

Aktivitet

☆ ☆ ☆ ☆ ☆

Søvn

☆ ☆ ☆ ☆ ☆

Andre symptomer	Utløsere	Hjelpetiltak

Kommentarer

Smerte Loggbok

Dato :-		Man	Tir	Ons	Tor	Fre	Lør	Søn

Smerteområde

Start	Slutt

Varighet

Kroppssted

Foran	Bak
Venstre	Høyre

Alvorlighetsgrad

1	2	3	4	5	6	7	8	9	10

Start	Slutt

Varighet

Kroppssted

Foran	Bak
Venstre	Høyre

Alvorlighetsgrad

1	2	3	4	5	6	7	8	9	10

Start	Slutt

Varighet

Kroppssted

Foran	Bak
Venstre	Høyre

Alvorlighetsgrad

1	2	3	4	5	6	7	8	9	10

Energi

☆ ☆ ☆ ☆ ☆

Aktivitet

☆ ☆ ☆ ☆ ☆

Søvn

☆ ☆ ☆ ☆ ☆

Andre symptomer	Utløsere	Hjelpetiltak

Kommentarer

Smerte Loggbok

Dato :-		Man	Tir	Ons	Tor	Fre	Lør	Søn

Smerteområde

Start	Slutt
Varighet	

Kroppssted	
Foran	Bak
Venstre	Høyre

Alvorlighetsgrad

1	2	3	4	5	6	7	8	9	10

Start	Slutt
Varighet	

Kroppssted	
Foran	Bak
Venstre	Høyre

Alvorlighetsgrad

1	2	3	4	5	6	7	8	9	10

Start	Slutt
Varighet	

Kroppssted	
Foran	Bak
Venstre	Høyre

Alvorlighetsgrad

1	2	3	4	5	6	7	8	9	10

Energi

☆ ☆ ☆ ☆ ☆

Aktivitet

☆ ☆ ☆ ☆ ☆

Søvn

☆ ☆ ☆ ☆ ☆

Andre symptomer	Utløsere	Hjelpetiltak

Kommentarer

Smerte Loggbok

Dato :-		Man	Tir	Ons	Tor	Fre	Lør	Søn

Smerteområde

Start	Slutt

Varighet

Kroppssted	
Foran	Bak
Venstre	Høyre

Alvorlighetsgrad									
1	2	3	4	5	6	7	8	9	10

Start	Slutt

Varighet

Kroppssted	
Foran	Bak
Venstre	Høyre

Alvorlighetsgrad									
1	2	3	4	5	6	7	8	9	10

Start	Slutt

Varighet

Kroppssted	
Foran	Bak
Venstre	Høyre

Alvorlighetsgrad									
1	2	3	4	5	6	7	8	9	10

Energi

☆ ☆ ☆ ☆ ☆

Aktivitet

☆ ☆ ☆ ☆ ☆

Søvn

☆ ☆ ☆ ☆ ☆

Andre symptomer	Utløsere	Hjelpetiltak

Kommentarer

Smerte Loggbok

Dato :-	Man	Tir	Ons	Tor	Fre	Lør	Søn

Smerteområde

Start	Slutt

Varighet

Kroppssted	
Foran	Bak
Venstre	Høyre

Alvorlighetsgrad									
1	2	3	4	5	6	7	8	9	10

Start	Slutt

Varighet

Kroppssted	
Foran	Bak
Venstre	Høyre

Alvorlighetsgrad									
1	2	3	4	5	6	7	8	9	10

Start	Slutt

Varighet

Kroppssted	
Foran	Bak
Venstre	Høyre

Alvorlighetsgrad									
1	2	3	4	5	6	7	8	9	10

Energi

☆ ☆ ☆ ☆ ☆

Aktivitet

☆ ☆ ☆ ☆ ☆

Søvn

☆ ☆ ☆ ☆ ☆

Andre symptomer	Utløsere	Hjelpetiltak

Kommentarer

Smerte Loggbok

Dato :-		Man	Tir	Ons	Tor	Fre	Lør	Søn

Smerteområde

Start	Slutt
Varighet	

Kroppssted	
Foran	Bak
Venstre	Høyre

Alvorlighetsgrad

1	2	3	4	5	6	7	8	9	10

Start	Slutt
Varighet	

Kroppssted	
Foran	Bak
Venstre	Høyre

Alvorlighetsgrad

1	2	3	4	5	6	7	8	9	10

Energi

☆ ☆ ☆ ☆ ☆

Aktivitet

☆ ☆ ☆ ☆ ☆

Søvn

☆ ☆ ☆ ☆ ☆

Start	Slutt
Varighet	

Kroppssted	
Foran	Bak
Venstre	Høyre

Alvorlighetsgrad

1	2	3	4	5	6	7	8	9	10

Andre symptomer	Utløsere	Hjelpetiltak

Kommentarer

Smerte Loggbok

Dato :-		Man	Tir	Ons	Tor	Fre	Lør	Søn

Smerteområde

Start	Slutt

Varighet

Kroppssted

Foran	Bak
Venstre	Høyre

Alvorlighetsgrad

1	2	3	4	5	6	7	8	9	10

Start	Slutt

Varighet

Kroppssted

Foran	Bak
Venstre	Høyre

Alvorlighetsgrad

1	2	3	4	5	6	7	8	9	10

Start	Slutt

Varighet

Kroppssted

Foran	Bak
Venstre	Høyre

Alvorlighetsgrad

1	2	3	4	5	6	7	8	9	10

Energi

☆ ☆ ☆ ☆ ☆

Aktivitet

☆ ☆ ☆ ☆ ☆

Søvn

☆ ☆ ☆ ☆ ☆

Andre symptomer	Utløsere	Hjelpetiltak

Kommentarer

Smerte Loggbok

Dato :-		Man	Tir	Ons	Tor	Fre	Lør	Søn

Smerteområde

Start	Slutt

Varighet

Kroppssted

Foran	Bak
Venstre	Høyre

Alvorlighetsgrad

1	2	3	4	5	6	7	8	9	10

Start	Slutt

Varighet

Kroppssted

Foran	Bak
Venstre	Høyre

Alvorlighetsgrad

1	2	3	4	5	6	7	8	9	10

Start	Slutt

Varighet

Kroppssted

Foran	Bak
Venstre	Høyre

Alvorlighetsgrad

1	2	3	4	5	6	7	8	9	10

Energi

☆ ☆ ☆ ☆ ☆

Aktivitet

☆ ☆ ☆ ☆ ☆

Søvn

☆ ☆ ☆ ☆ ☆

Andre symptomer	Utløsere	Hjelpetiltak

Kommentarer

Smerte Loggbok

Dato :-		Man	Tir	Ons	Tor	Fre	Lør	Søn

Smerteområde

Start	Slutt
Varighet	

Kroppssted	
Foran	Bak
Venstre	Høyre

Alvorlighetsgrad

1	2	3	4	5	6	7	8	9	10

Start	Slutt
Varighet	

Kroppssted	
Foran	Bak
Venstre	Høyre

Alvorlighetsgrad

1	2	3	4	5	6	7	8	9	10

Start	Slutt
Varighet	

Kroppssted	
Foran	Bak
Venstre	Høyre

Alvorlighetsgrad

1	2	3	4	5	6	7	8	9	10

Energi

☆ ☆ ☆ ☆ ☆

Aktivitet

☆ ☆ ☆ ☆ ☆

Søvn

☆ ☆ ☆ ☆ ☆

Andre symptomer	Utløsere	Hjelpetiltak

Kommentarer

Smerte Loggbok

Dato :-	Man	Tir	Ons	Tor	Fre	Lør	Søn

Smerteområde

Start	Slutt

Varighet

Kroppssted	
Foran	Bak
Venstre	Høyre

Alvorlighetsgrad

1	2	3	4	5	6	7	8	9	10

Start	Slutt

Varighet

Kroppssted	
Foran	Bak
Venstre	Høyre

Alvorlighetsgrad

1	2	3	4	5	6	7	8	9	10

Start	Slutt

Varighet

Kroppssted	
Foran	Bak
Venstre	Høyre

Alvorlighetsgrad

1	2	3	4	5	6	7	8	9	10

Energi

☆ ☆ ☆ ☆ ☆

Aktivitet

☆ ☆ ☆ ☆ ☆

Søvn

☆ ☆ ☆ ☆ ☆

Andre symptomer	Utløsere	Hjelpetiltak

Kommentarer

Smerte Loggbok

Dato :-		Man	Tir	Ons	Tor	Fre	Lør	Søn

Smerteområde

Start	Slutt

Varighet

Kroppssted

Foran	Bak
Venstre	Høyre

Alvorlighetsgrad

1	2	3	4	5	6	7	8	9	10

Start	Slutt

Varighet

Kroppssted

Foran	Bak
Venstre	Høyre

Alvorlighetsgrad

1	2	3	4	5	6	7	8	9	10

Start	Slutt

Varighet

Kroppssted

Foran	Bak
Venstre	Høyre

Alvorlighetsgrad

1	2	3	4	5	6	7	8	9	10

Energi

☆ ☆ ☆ ☆ ☆

Aktivitet

☆ ☆ ☆ ☆ ☆

Søvn

☆ ☆ ☆ ☆ ☆

Andre symptomer	Utløsere	Hjelpetiltak

Kommentarer

Smerte Loggbok

Dato :-		Man	Tir	Ons	Tor	Fre	Lør	Søn

Smerteområde

Start	Slutt

Varighet

Kroppssted

Foran	Bak
Venstre	Høyre

Alvorlighetsgrad

1	2	3	4	5	6	7	8	9	10

Start	Slutt

Varighet

Kroppssted

Foran	Bak
Venstre	Høyre

Alvorlighetsgrad

1	2	3	4	5	6	7	8	9	10

Start	Slutt

Varighet

Kroppssted

Foran	Bak
Venstre	Høyre

Alvorlighetsgrad

1	2	3	4	5	6	7	8	9	10

Energi

☆ ☆ ☆ ☆ ☆

Aktivitet

☆ ☆ ☆ ☆ ☆

Søvn

☆ ☆ ☆ ☆ ☆

Andre symptomer	Utløsere	Hjelpetiltak

Kommentarer

Smerte Loggbok

Dato :-		Man	Tir	Ons	Tor	Fre	Lør	Søn

Smerteområde

Start	Slutt	Kroppssted	
Varighet		Foran	Bak
		Venstre	Høyre

Alvorlighetsgrad

1	2	3	4	5	6	7	8	9	10

Start	Slutt	Kroppssted	
Varighet		Foran	Bak
		Venstre	Høyre

Alvorlighetsgrad

1	2	3	4	5	6	7	8	9	10

Start	Slutt	Kroppssted	
Varighet		Foran	Bak
		Venstre	Høyre

Alvorlighetsgrad

1	2	3	4	5	6	7	8	9	10

Energi

☆ ☆ ☆ ☆ ☆

Aktivitet

☆ ☆ ☆ ☆ ☆

Søvn

☆ ☆ ☆ ☆ ☆

Andre symptomer	Utløsere	Hjelpetiltak

Kommentarer

Smerte Loggbok

Dato :-		Man	Tir	Ons	Tor	Fre	Lør	Søn

Smerteområde

Start	Slutt		Kroppssted	
Varighet			Foran	Bak
			Venstre	Høyre

Alvorlighetsgrad

1	2	3	4	5	6	7	8	9	10

Start	Slutt		Kroppssted	
Varighet			Foran	Bak
			Venstre	Høyre

Alvorlighetsgrad

1	2	3	4	5	6	7	8	9	10

Start	Slutt		Kroppssted	
Varighet			Foran	Bak
			Venstre	Høyre

Alvorlighetsgrad

1	2	3	4	5	6	7	8	9	10

Energi

☆ ☆ ☆ ☆ ☆

Aktivitet

☆ ☆ ☆ ☆ ☆

Søvn

☆ ☆ ☆ ☆ ☆

Andre symptomer	Utløsere	Hjelpetiltak

Kommentarer

Smerte Loggbok

Dato :-		Man	Tir	Ons	Tor	Fre	Lør	Søn

Smerteområde

Start	Slutt

Varighet

Kroppssted	
Foran	Bak
Venstre	Høyre

Alvorlighetsgrad

1	2	3	4	5	6	7	8	9	10

Start	Slutt

Varighet

Kroppssted	
Foran	Bak
Venstre	Høyre

Alvorlighetsgrad

1	2	3	4	5	6	7	8	9	10

Start	Slutt

Varighet

Kroppssted	
Foran	Bak
Venstre	Høyre

Alvorlighetsgrad

1	2	3	4	5	6	7	8	9	10

Energi

☆ ☆ ☆ ☆ ☆

Aktivitet

☆ ☆ ☆ ☆ ☆

Søvn

☆ ☆ ☆ ☆ ☆

Andre symptomer	Utløsere	Hjelpetiltak

Kommentarer

Smerte Loggbok

Dato :-		Man	Tir	Ons	Tor	Fre	Lør	Søn

Smerteområde

Start	Slutt

Varighet

Kroppssted

Foran	Bak
Venstre	Høyre

Alvorlighetsgrad

1	2	3	4	5	6	7	8	9	10

Start	Slutt

Varighet

Kroppssted

Foran	Bak
Venstre	Høyre

Alvorlighetsgrad

1	2	3	4	5	6	7	8	9	10

Start	Slutt

Varighet

Kroppssted

Foran	Bak
Venstre	Høyre

Alvorlighetsgrad

1	2	3	4	5	6	7	8	9	10

Energi

☆ ☆ ☆ ☆ ☆

Aktivitet

☆ ☆ ☆ ☆ ☆

Søvn

☆ ☆ ☆ ☆ ☆

Andre symptomer	Utløsere	Hjelpetiltak

Kommentarer

Smerte Loggbok

Dato :-		Man	Tir	Ons	Tor	Fre	Lør	Søn

Smerteområde

Start	Slutt

Varighet

Kroppssted

Foran	Bak
Venstre	Høyre

Alvorlighetsgrad

1	2	3	4	5	6	7	8	9	10

Start	Slutt

Varighet

Kroppssted

Foran	Bak
Venstre	Høyre

Alvorlighetsgrad

1	2	3	4	5	6	7	8	9	10

Start	Slutt

Varighet

Kroppssted

Foran	Bak
Venstre	Høyre

Alvorlighetsgrad

1	2	3	4	5	6	7	8	9	10

Energi

☆ ☆ ☆ ☆ ☆

Aktivitet

☆ ☆ ☆ ☆ ☆

Søvn

☆ ☆ ☆ ☆ ☆

Andre symptomer	Utløsere	Hjelpetiltak

Kommentarer

Smerte Loggbok

Dato :-	Man	Tir	Ons	Tor	Fre	Lør	Søn

Smerteområde

Start	Slutt

Varighet

Kroppssted

Foran	Bak
Venstre	Høyre

Alvorlighetsgrad

1	2	3	4	5	6	7	8	9	10

Start	Slutt

Varighet

Kroppssted

Foran	Bak
Venstre	Høyre

Alvorlighetsgrad

1	2	3	4	5	6	7	8	9	10

Start	Slutt

Varighet

Kroppssted

Foran	Bak
Venstre	Høyre

Alvorlighetsgrad

1	2	3	4	5	6	7	8	9	10

Energi

☆ ☆ ☆ ☆ ☆

Aktivitet

☆ ☆ ☆ ☆ ☆

Søvn

☆ ☆ ☆ ☆ ☆

Andre symptomer	Utløsere	Hjelpetiltak

Kommentarer

Smerte Loggbok

Dato :-		Man	Tir	Ons	Tor	Fre	Lør	Søn

Smerteområde

Start	Slutt
Varighet	

Kroppssted	
Foran	Bak
Venstre	Høyre

Alvorlighetsgrad

1	2	3	4	5	6	7	8	9	10

Start	Slutt
Varighet	

Kroppssted	
Foran	Bak
Venstre	Høyre

Alvorlighetsgrad

1	2	3	4	5	6	7	8	9	10

Start	Slutt
Varighet	

Kroppssted	
Foran	Bak
Venstre	Høyre

Alvorlighetsgrad

1	2	3	4	5	6	7	8	9	10

Energi

☆ ☆ ☆ ☆ ☆

Aktivitet

☆ ☆ ☆ ☆ ☆

Søvn

☆ ☆ ☆ ☆ ☆

Andre symptomer	Utløsere	Hjelpetiltak

Kommentarer

Smerte Loggbok

Dato :-		Man	Tir	Ons	Tor	Fre	Lør	Søn

Smerteområde

Start	Slutt		Kroppssted	
Varighet			Foran	Bak
			Venstre	Høyre

Alvorlighetsgrad

1	2	3	4	5	6	7	8	9	10

Start	Slutt		Kroppssted	
Varighet			Foran	Bak
			Venstre	Høyre

Alvorlighetsgrad

1	2	3	4	5	6	7	8	9	10

Start	Slutt		Kroppssted	
Varighet			Foran	Bak
			Venstre	Høyre

Alvorlighetsgrad

1	2	3	4	5	6	7	8	9	10

Energi

☆ ☆ ☆ ☆ ☆

Aktivitet

☆ ☆ ☆ ☆ ☆

Søvn

☆ ☆ ☆ ☆ ☆

Andre symptomer	Utløsere	Hjelpetiltak

Kommentarer

Smerte Loggbok

Dato :-		Man	Tir	Ons	Tor	Fre	Lør	Søn

Smerteområde

Start	Slutt

Varighet

Kroppssted

Foran	Bak
Venstre	Høyre

Alvorlighetsgrad

1	2	3	4	5	6	7	8	9	10

Start	Slutt

Varighet

Kroppssted

Foran	Bak
Venstre	Høyre

Alvorlighetsgrad

1	2	3	4	5	6	7	8	9	10

Start	Slutt

Varighet

Kroppssted

Foran	Bak
Venstre	Høyre

Alvorlighetsgrad

1	2	3	4	5	6	7	8	9	10

Energi

☆ ☆ ☆ ☆ ☆

Aktivitet

☆ ☆ ☆ ☆ ☆

Søvn

☆ ☆ ☆ ☆ ☆

Andre symptomer	Utløsere	Hjelpetiltak

Kommentarer

Smerte Loggbok

Dato :-		Man	Tir	Ons	Tor	Fre	Lør	Søn

Smerteområde

Start	Slutt
Varighet	

Kroppssted	
Foran	Bak
Venstre	Høyre

Alvorlighetsgrad

1	2	3	4	5	6	7	8	9	10

Start	Slutt
Varighet	

Kroppssted	
Foran	Bak
Venstre	Høyre

Alvorlighetsgrad

1	2	3	4	5	6	7	8	9	10

Start	Slutt
Varighet	

Kroppssted	
Foran	Bak
Venstre	Høyre

Alvorlighetsgrad

1	2	3	4	5	6	7	8	9	10

Energi

☆ ☆ ☆ ☆ ☆

Aktivitet

☆ ☆ ☆ ☆ ☆

Søvn

☆ ☆ ☆ ☆ ☆

Andre symptomer	Utløsere	Hjelpetiltak

Kommentarer

Smerte Loggbok

Dato :-	Man	Tir	Ons	Tor	Fre	Lør	Søn

Smerteområde

Start	Slutt
Varighet	

Kroppssted	
Foran	Bak
Venstre	Høyre

Alvorlighetsgrad

1	2	3	4	5	6	7	8	9	10

Start	Slutt
Varighet	

Kroppssted	
Foran	Bak
Venstre	Høyre

Alvorlighetsgrad

1	2	3	4	5	6	7	8	9	10

Start	Slutt
Varighet	

Kroppssted	
Foran	Bak
Venstre	Høyre

Alvorlighetsgrad

1	2	3	4	5	6	7	8	9	10

Energi

☆ ☆ ☆ ☆ ☆

Aktivitet

☆ ☆ ☆ ☆ ☆

Søvn

☆ ☆ ☆ ☆ ☆

Andre symptomer	Utløsere	Hjelpetiltak

Kommentarer

Smerte Loggbok

Dato :-		Man	Tir	Ons	Tor	Fre	Lør	Søn

Smerteområde

Start	Slutt

Varighet

Kroppssted

Foran	Bak
Venstre	Høyre

Alvorlighetsgrad

1	2	3	4	5	6	7	8	9	10

Start	Slutt

Varighet

Kroppssted

Foran	Bak
Venstre	Høyre

Alvorlighetsgrad

1	2	3	4	5	6	7	8	9	10

Start	Slutt

Varighet

Kroppssted

Foran	Bak
Venstre	Høyre

Alvorlighetsgrad

1	2	3	4	5	6	7	8	9	10

Energi

☆ ☆ ☆ ☆ ☆

Aktivitet

☆ ☆ ☆ ☆ ☆

Søvn

☆ ☆ ☆ ☆ ☆

Andre symptomer	Utløsere	Hjelpetiltak

Kommentarer

Smerte Loggbok

Dato :- | Man | Tir | Ons | Tor | Fre | Lør | Søn

Smerteområde

Start	Slutt

Varighet

Kroppssted

Foran	Bak
Venstre	**Høyre**

Alvorlighetsgrad

1	2	3	4	5	6	7	8	9	10

Start	Slutt

Varighet

Kroppssted

Foran	Bak
Venstre	**Høyre**

Alvorlighetsgrad

1	2	3	4	5	6	7	8	9	10

Start	Slutt

Varighet

Kroppssted

Foran	Bak
Venstre	**Høyre**

Alvorlighetsgrad

1	2	3	4	5	6	7	8	9	10

Energi

☆ ☆ ☆ ☆ ☆

Aktivitet

☆ ☆ ☆ ☆ ☆

Søvn

☆ ☆ ☆ ☆ ☆

Andre symptomer	Utløsere	Hjelpetiltak

Kommentarer

Smerte Loggbok

Dato :-

Man	Tir	Ons	Tor	Fre	Lør	Søn

Smerteområde

Start	Slutt	Kroppssted	
Varighet		Foran	Bak
		Venstre	Høyre

Alvorlighetsgrad

1	2	3	4	5	6	7	8	9	10

Start	Slutt	Kroppssted	
Varighet		Foran	Bak
		Venstre	Høyre

Alvorlighetsgrad

1	2	3	4	5	6	7	8	9	10

Start	Slutt	Kroppssted	
Varighet		Foran	Bak
		Venstre	Høyre

Alvorlighetsgrad

1	2	3	4	5	6	7	8	9	10

Energi

☆ ☆ ☆ ☆ ☆

Aktivitet

☆ ☆ ☆ ☆ ☆

Søvn

☆ ☆ ☆ ☆ ☆

Andre symptomer	Utløsere	Hjelpetiltak

Kommentarer

Smerte Loggbok

Dato :-		Man	Tir	Ons	Tor	Fre	Lør	Søn

Smerteområde

Start	Slutt

Varighet

Kroppssted

Foran	Bak
Venstre	Høyre

Alvorlighetsgrad

1	2	3	4	5	6	7	8	9	10

Start	Slutt

Varighet

Kroppssted

Foran	Bak
Venstre	Høyre

Alvorlighetsgrad

1	2	3	4	5	6	7	8	9	10

Start	Slutt

Varighet

Kroppssted

Foran	Bak
Venstre	Høyre

Alvorlighetsgrad

1	2	3	4	5	6	7	8	9	10

Energi

☆ ☆ ☆ ☆ ☆

Aktivitet

☆ ☆ ☆ ☆ ☆

Søvn

☆ ☆ ☆ ☆ ☆

Andre symptomer	Utløsere	Hjelpetiltak

Kommentarer

Smerte Loggbok

Dato :-	Man	Tir	Ons	Tor	Fre	Lør	Søn

Smerteområde

Start	Slutt
Varighet	

Kroppssted	
Foran	Bak
Venstre	Høyre

Alvorlighetsgrad

1	2	3	4	5	6	7	8	9	10

Start	Slutt
Varighet	

Kroppssted	
Foran	Bak
Venstre	Høyre

Alvorlighetsgrad

1	2	3	4	5	6	7	8	9	10

Start	Slutt
Varighet	

Kroppssted	
Foran	Bak
Venstre	Høyre

Alvorlighetsgrad

1	2	3	4	5	6	7	8	9	10

Energi

☆ ☆ ☆ ☆ ☆

Aktivitet

☆ ☆ ☆ ☆ ☆

Søvn

☆ ☆ ☆ ☆ ☆

Andre symptomer	Utløsere	Hjelpetiltak

Kommentarer

Smerte Loggbok

Dato :-		Man	Tir	Ons	Tor	Fre	Lør	Søn

Smerteområde

Start	Slutt
Varighet	

Kroppssted	
Foran	Bak
Venstre	Høyre

Alvorlighetsgrad

1	2	3	4	5	6	7	8	9	10

Start	Slutt
Varighet	

Kroppssted	
Foran	Bak
Venstre	Høyre

Alvorlighetsgrad

1	2	3	4	5	6	7	8	9	10

Start	Slutt
Varighet	

Kroppssted	
Foran	Bak
Venstre	Høyre

Alvorlighetsgrad

1	2	3	4	5	6	7	8	9	10

Energi

☆ ☆ ☆ ☆ ☆

Aktivitet

☆ ☆ ☆ ☆ ☆

Søvn

☆ ☆ ☆ ☆ ☆

Andre symptomer	Utløsere	Hjelpetiltak

Kommentarer

Smerte Loggbok

Dato :-		Man	Tir	Ons	Tor	Fre	Lør	Søn

Smerteområde

Start	Slutt

Varighet

Kroppssted	
Foran	Bak
Venstre	Høyre

Alvorlighetsgrad

1	2	3	4	5	6	7	8	9	10

Start	Slutt

Varighet

Kroppssted	
Foran	Bak
Venstre	Høyre

Alvorlighetsgrad

1	2	3	4	5	6	7	8	9	10

Start	Slutt

Varighet

Kroppssted	
Foran	Bak
Venstre	Høyre

Alvorlighetsgrad

1	2	3	4	5	6	7	8	9	10

Energi

☆ ☆ ☆ ☆ ☆

Aktivitet

☆ ☆ ☆ ☆ ☆

Søvn

☆ ☆ ☆ ☆ ☆

Andre symptomer	Utløsere	Hjelpetiltak

Kommentarer

Smerte Loggbok

Dato :-		Man	Tir	Ons	Tor	Fre	Lør	Søn

Smerteområde

Start	Slutt

Varighet

Kroppssted

Foran	Bak
Venstre	Høyre

Alvorlighetsgrad

1	2	3	4	5	6	7	8	9	10

Start	Slutt

Varighet

Kroppssted

Foran	Bak
Venstre	Høyre

Alvorlighetsgrad

1	2	3	4	5	6	7	8	9	10

Start	Slutt

Varighet

Kroppssted

Foran	Bak
Venstre	Høyre

Alvorlighetsgrad

1	2	3	4	5	6	7	8	9	10

Energi

☆ ☆ ☆ ☆ ☆

Aktivitet

☆ ☆ ☆ ☆ ☆

Søvn

☆ ☆ ☆ ☆ ☆

Andre symptomer	Utløsere	Hjelpetiltak

Kommentarer

Smerte Loggbok

Dato :-		Man	Tir	Ons	Tor	Fre	Lør	Søn

Smerteområde

Start	Slutt

Varighet

Kroppssted	
Foran	Bak
Venstre	Høyre

Alvorlighetsgrad

1	2	3	4	5	6	7	8	9	10

Start	Slutt

Varighet

Kroppssted	
Foran	Bak
Venstre	Høyre

Alvorlighetsgrad

1	2	3	4	5	6	7	8	9	10

Start	Slutt

Varighet

Kroppssted	
Foran	Bak
Venstre	Høyre

Alvorlighetsgrad

1	2	3	4	5	6	7	8	9	10

Energi

☆ ☆ ☆ ☆ ☆

Aktivitet

☆ ☆ ☆ ☆ ☆

Søvn

☆ ☆ ☆ ☆ ☆

Andre symptomer	Utløsere	Hjelpetiltak

Kommentarer

Smerte Loggbok

Dato :-		Man	Tir	Ons	Tor	Fre	Lør	Søn

Smerteområde

Start	Slutt
Varighet	

Kroppssted	
Foran	Bak
Venstre	Høyre

Alvorlighetsgrad

1	2	3	4	5	6	7	8	9	10

Start	Slutt
Varighet	

Kroppssted	
Foran	Bak
Venstre	Høyre

Alvorlighetsgrad

1	2	3	4	5	6	7	8	9	10

Start	Slutt
Varighet	

Kroppssted	
Foran	Bak
Venstre	Høyre

Alvorlighetsgrad

1	2	3	4	5	6	7	8	9	10

Energi

☆ ☆ ☆ ☆ ☆

Aktivitet

☆ ☆ ☆ ☆ ☆

Søvn

☆ ☆ ☆ ☆ ☆

Andre symptomer	Utløsere	Hjelpetiltak

Kommentarer

Smerte Loggbok

Dato :-	Man	Tir	Ons	Tor	Fre	Lør	Søn

Smerteområde

Start	Slutt
Varighet	

Kroppssted	
Foran	Bak
Venstre	Høyre

Alvorlighetsgrad

1	2	3	4	5	6	7	8	9	10

Start	Slutt
Varighet	

Kroppssted	
Foran	Bak
Venstre	Høyre

Alvorlighetsgrad

1	2	3	4	5	6	7	8	9	10

Start	Slutt
Varighet	

Kroppssted	
Foran	Bak
Venstre	Høyre

Alvorlighetsgrad

1	2	3	4	5	6	7	8	9	10

Energi

☆ ☆ ☆ ☆ ☆

Aktivitet

☆ ☆ ☆ ☆ ☆

Søvn

☆ ☆ ☆ ☆ ☆

Andre symptomer	Utløsere	Hjelpetiltak

Kommentarer

Smerte Loggbok

Dato :-		Man	Tir	Ons	Tor	Fre	Lør	Søn

Smerteområde

Start	Slutt

Varighet	

Kroppssted	

Foran	Bak
Venstre	Høyre

Alvorlighetsgrad

1	2	3	4	5	6	7	8	9	10

Start	Slutt

Varighet	

Kroppssted	

Foran	Bak
Venstre	Høyre

Alvorlighetsgrad

1	2	3	4	5	6	7	8	9	10

Start	Slutt

Varighet	

Kroppssted	

Foran	Bak
Venstre	Høyre

Alvorlighetsgrad

1	2	3	4	5	6	7	8	9	10

Energi

☆ ☆ ☆ ☆ ☆

Aktivitet

☆ ☆ ☆ ☆ ☆

Søvn

☆ ☆ ☆ ☆ ☆

Andre symptomer	Utløsere	Hjelpetiltak

Kommentarer

Smerte Loggbok

Dato :-		Man	Tir	Ons	Tor	Fre	Lør	Søn

Smerteområde

Start	Slutt
Varighet	

Kroppssted	
Foran	Bak
Venstre	Høyre

Alvorlighetsgrad									
1	2	3	4	5	6	7	8	9	10

Start	Slutt
Varighet	

Kroppssted	
Foran	Bak
Venstre	Høyre

Alvorlighetsgrad									
1	2	3	4	5	6	7	8	9	10

Start	Slutt
Varighet	

Kroppssted	
Foran	Bak
Venstre	Høyre

Alvorlighetsgrad									
1	2	3	4	5	6	7	8	9	10

Energi

☆ ☆ ☆ ☆ ☆

Aktivitet

☆ ☆ ☆ ☆ ☆

Søvn

☆ ☆ ☆ ☆ ☆

Andre symptomer	Utløsere	Hjelpetiltak

Kommentarer

Smerte Loggbok

Dato :-		Man	Tir	Ons	Tor	Fre	Lør	Søn

Smerteområde

Start	Slutt

Varighet

Kroppssted	
Foran	Bak
Venstre	Høyre

Alvorlighetsgrad

1	2	3	4	5	6	7	8	9	10

Start	Slutt

Varighet

Kroppssted	
Foran	Bak
Venstre	Høyre

Alvorlighetsgrad

1	2	3	4	5	6	7	8	9	10

Start	Slutt

Varighet

Kroppssted	
Foran	Bak
Venstre	Høyre

Alvorlighetsgrad

1	2	3	4	5	6	7	8	9	10

Energi

☆ ☆ ☆ ☆ ☆

Aktivitet

☆ ☆ ☆ ☆ ☆

Søvn

☆ ☆ ☆ ☆ ☆

Andre symptomer	Utløsere	Hjelpetiltak

Kommentarer

Smerte Loggbok

Dato :-		Man	Tir	Ons	Tor	Fre	Lør	Søn

Smerteområde

Start	Slutt

Varighet

Kroppssted

Foran	Bak
Venstre	Høyre

Alvorlighetsgrad									
1	2	3	4	5	6	7	8	9	10

Start	Slutt

Varighet

Kroppssted

Foran	Bak
Venstre	Høyre

Alvorlighetsgrad									
1	2	3	4	5	6	7	8	9	10

Start	Slutt

Varighet

Kroppssted

Foran	Bak
Venstre	Høyre

Alvorlighetsgrad									
1	2	3	4	5	6	7	8	9	10

Energi
☆ ☆ ☆ ☆ ☆

Aktivitet
☆ ☆ ☆ ☆ ☆

Søvn
☆ ☆ ☆ ☆ ☆

Andre symptomer	Utløsere	Hjelpetiltak

Kommentarer

Smerte Loggbok

Dato :-		Man	Tir	Ons	Tor	Fre	Lør	Søn

Smerteområde

Start	Slutt

Varighet

Kroppssted

Foran	Bak
Venstre	Høyre

Alvorlighetsgrad

1	2	3	4	5	6	7	8	9	10

Start	Slutt

Varighet

Kroppssted

Foran	Bak
Venstre	Høyre

Alvorlighetsgrad

1	2	3	4	5	6	7	8	9	10

Start	Slutt

Varighet

Kroppssted

Foran	Bak
Venstre	Høyre

Alvorlighetsgrad

1	2	3	4	5	6	7	8	9	10

Energi

☆ ☆ ☆ ☆ ☆

Aktivitet

☆ ☆ ☆ ☆ ☆

Søvn

☆ ☆ ☆ ☆ ☆

Andre symptomer	Utløsere	Hjelpetiltak

Kommentarer

Smerte Loggbok

Dato :-		Man	Tir	Ons	Tor	Fre	Lør	Søn

Smerteområde

Start	Slutt

Varighet

Kroppssted

Foran	Bak
Venstre	Høyre

Alvorlighetsgrad

1	2	3	4	5	6	7	8	9	10

Start	Slutt

Varighet

Kroppssted

Foran	Bak
Venstre	Høyre

Alvorlighetsgrad

1	2	3	4	5	6	7	8	9	10

Start	Slutt

Varighet

Kroppssted

Foran	Bak
Venstre	Høyre

Alvorlighetsgrad

1	2	3	4	5	6	7	8	9	10

Energi

☆ ☆ ☆ ☆ ☆

Aktivitet

☆ ☆ ☆ ☆ ☆

Søvn

☆ ☆ ☆ ☆ ☆

Andre symptomer	Utløsere	Hjelpetiltak

Kommentarer

Smerte Loggbok

Dato :-		Man	Tir	Ons	Tor	Fre	Lør	Søn

Smerteområde

Start	Slutt
Varighet	

Kroppssted	
Foran	Bak
Venstre	Høyre

Alvorlighetsgrad

1	2	3	4	5	6	7	8	9	10

Start	Slutt
Varighet	

Kroppssted	
Foran	Bak
Venstre	Høyre

Alvorlighetsgrad

1	2	3	4	5	6	7	8	9	10

Start	Slutt
Varighet	

Kroppssted	
Foran	Bak
Venstre	Høyre

Alvorlighetsgrad

1	2	3	4	5	6	7	8	9	10

Energi

☆ ☆ ☆ ☆ ☆

Aktivitet

☆ ☆ ☆ ☆ ☆

Søvn

☆ ☆ ☆ ☆ ☆

Andre symptomer	Utløsere	Hjelpetiltak

Kommentarer

Smerte Loggbok

Dato :-	Man	Tir	Ons	Tor	Fre	Lør	Søn

Smerteområde

Start	Slutt

Varighet	

Kroppssted	
Foran	Bak
Venstre	Høyre

Alvorlighetsgrad

1	2	3	4	5	6	7	8	9	10

Start	Slutt

Varighet	

Kroppssted	
Foran	Bak
Venstre	Høyre

Alvorlighetsgrad

1	2	3	4	5	6	7	8	9	10

Start	Slutt

Varighet	

Kroppssted	
Foran	Bak
Venstre	Høyre

Alvorlighetsgrad

1	2	3	4	5	6	7	8	9	10

Energi

☆ ☆ ☆ ☆ ☆

Aktivitet

☆ ☆ ☆ ☆ ☆

Søvn

☆ ☆ ☆ ☆ ☆

Andre symptomer	Utløsere	Hjelpetiltak

Kommentarer

Smerte Loggbok

Dato :-		Man	Tir	Ons	Tor	Fre	Lør	Søn

Smerteområde

Start	Slutt	Kroppssted	
Varighet		Foran	Bak
		Venstre	Høyre

Alvorlighetsgrad

1	2	3	4	5	6	7	8	9	10

Start	Slutt	Kroppssted	
Varighet		Foran	Bak
		Venstre	Høyre

Alvorlighetsgrad

1	2	3	4	5	6	7	8	9	10

Start	Slutt	Kroppssted	
Varighet		Foran	Bak
		Venstre	Høyre

Alvorlighetsgrad

1	2	3	4	5	6	7	8	9	10

Energi

☆ ☆ ☆ ☆ ☆

Aktivitet

☆ ☆ ☆ ☆ ☆

Søvn

☆ ☆ ☆ ☆ ☆

Andre symptomer	Utløsere	Hjelpetiltak

Kommentarer

Smerte Loggbok

Man	Tir	Ons	Tor	Fre	Lør	Søn

Smerteområde

Start	Slutt

Varighet

Kroppssted	
Foran	Bak
Venstre	Høyre

Alvorlighetsgrad

1	2	3	4	5	6	7	8	9	10

Start	Slutt

Varighet

Kroppssted	
Foran	Bak
Venstre	Høyre

Alvorlighetsgrad

1	2	3	4	5	6	7	8	9	10

Start	Slutt

Varighet

Kroppssted	
Foran	Bak
Venstre	Høyre

Alvorlighetsgrad

1	2	3	4	5	6	7	8	9	10

Energi

☆ ☆ ☆ ☆ ☆

Aktivitet

☆ ☆ ☆ ☆ ☆

Søvn

☆ ☆ ☆ ☆ ☆

Andre symptomer	Utløsere	Hjelpetiltak

Kommentarer

Smerte Loggbok

Dato :-		Man	Tir	Ons	Tor	Fre	Lør	Søn

Smerteområde

Start	Slutt
Varighet	

Kroppssted	
Foran	Bak
Venstre	Høyre

Alvorlighetsgrad									
1	2	3	4	5	6	7	8	9	10

Start	Slutt
Varighet	

Kroppssted	
Foran	Bak
Venstre	Høyre

Alvorlighetsgrad									
1	2	3	4	5	6	7	8	9	10

Start	Slutt
Varighet	

Kroppssted	
Foran	Bak
Venstre	Høyre

Alvorlighetsgrad									
1	2	3	4	5	6	7	8	9	10

Energi

☆ ☆ ☆ ☆ ☆

Aktivitet

☆ ☆ ☆ ☆ ☆

Søvn

☆ ☆ ☆ ☆ ☆

Andre symptomer	Utløsere	Hjelpetiltak

Kommentarer

Smerte Loggbok

Dato :-		Man	Tir	Ons	Tor	Fre	Lør	Søn

Smerteområde

Start	Slutt

Varighet

Kroppssted	
Foran	Bak
Venstre	Høyre

Alvorlighetsgrad

1	2	3	4	5	6	7	8	9	10

Start	Slutt

Varighet

Kroppssted	
Foran	Bak
Venstre	Høyre

Alvorlighetsgrad

1	2	3	4	5	6	7	8	9	10

Start	Slutt

Varighet

Kroppssted	
Foran	Bak
Venstre	Høyre

Alvorlighetsgrad

1	2	3	4	5	6	7	8	9	10

Energi

☆ ☆ ☆ ☆ ☆

Aktivitet

★ ☆ ☆ ☆ ☆

Søvn

☆ ☆ ☆ ☆ ☆

Andre symptomer	Utløsere	Hjelpetiltak

Kommentarer

Smerte Loggbok

Dato :-	Man	Tir	Ons	Tor	Fre	Lør	Søn

Smerteområde

Start	Slutt	Kroppssted	
Varighet		Foran	Bak
		Venstre	Høyre

Alvorlighetsgrad

1	2	3	4	5	6	7	8	9	10

Start	Slutt	Kroppssted	
Varighet		Foran	Bak
		Venstre	Høyre

Alvorlighetsgrad

1	2	3	4	5	6	7	8	9	10

Start	Slutt	Kroppssted	
Varighet		Foran	Bak
		Venstre	Høyre

Alvorlighetsgrad

1	2	3	4	5	6	7	8	9	10

Energi

☆ ☆ ☆ ☆ ☆

Aktivitet

☆ ☆ ☆ ☆ ☆

Søvn

☆ ☆ ☆ ☆ ☆

Andre symptomer	Utløsere	Hjelpetiltak

Kommentarer

Smerte Loggbok

Dato :-	Man	Tir	Ons	Tor	Fre	Lør	Søn

Smerteområde

Start	Slutt
Varighet	

Kroppssted	
Foran	Bak
Venstre	Høyre

Alvorlighetsgrad

1	2	3	4	5	6	7	8	9	10

Start	Slutt
Varighet	

Kroppssted	
Foran	Bak
Venstre	Høyre

Alvorlighetsgrad

1	2	3	4	5	6	7	8	9	10

Start	Slutt
Varighet	

Kroppssted	
Foran	Bak
Venstre	Høyre

Alvorlighetsgrad

1	2	3	4	5	6	7	8	9	10

Energi

☆ ☆ ☆ ☆ ☆

Aktivitet

☆ ☆ ☆ ☆ ☆

Søvn

☆ ☆ ☆ ☆ ☆

Andre symptomer	Utløsere	Hjelpetiltak

Kommentarer

Smerte Loggbok

Dato :-		Man	Tir	Ons	Tor	Fre	Lør	Søn

Smerteområde

Start	Slutt
Varighet	

Kroppssted	
Foran	Bak
Venstre	Høyre

Alvorlighetsgrad									
1	2	3	4	5	6	7	8	9	10

Start	Slutt
Varighet	

Kroppssted	
Foran	Bak
Venstre	Høyre

Alvorlighetsgrad									
1	2	3	4	5	6	7	8	9	10

Start	Slutt
Varighet	

Kroppssted	
Foran	Bak
Venstre	Høyre

Alvorlighetsgrad									
1	2	3	4	5	6	7	8	9	10

Energi

☆ ☆ ☆ ☆ ☆

Aktivitet

☆ ☆ ☆ ☆ ☆

Søvn

☆ ☆ ☆ ☆ ☆

Andre symptomer	Utløsere	Hjelpetiltak

Kommentarer

Smerte Loggbok

Dato :-

Man	Tir	Ons	Tor	Fre	Lør	Søn

Smerteområde

Start / Slutt

Start	Slutt

Varighet

Kroppssted

Kroppssted

Foran	Bak
Venstre	Høyre

Alvorlighetsgrad

1	2	3	4	5	6	7	8	9	10

Start	Slutt

Varighet

Kroppssted

Foran	Bak
Venstre	Høyre

Alvorlighetsgrad

1	2	3	4	5	6	7	8	9	10

Start	Slutt

Varighet

Kroppssted

Foran	Bak
Venstre	Høyre

Alvorlighetsgrad

1	2	3	4	5	6	7	8	9	10

Energi

☆ ☆ ☆ ☆ ☆

Aktivitet

☆ ☆ ☆ ☆ ☆

Søvn

☆ ☆ ☆ ☆ ☆

Andre symptomer	Utløsere	Hjelpetiltak

Kommentarer

Smerte Loggbok

Dato :-		Man	Tir	Ons	Tor	Fre	Lør	Søn

Smerteområde

Energi
☆ ☆ ☆ ☆ ☆

Aktivitet
☆ ☆ ☆ ☆ ☆

Søvn
☆ ☆ ☆ ☆ ☆

Start	Slutt

Varighet

Kroppssted

Foran	Bak
Venstre	Høyre

Alvorlighetsgrad

1	2	3	4	5	6	7	8	9	10

Start	Slutt

Varighet

Kroppssted

Foran	Bak
Venstre	Høyre

Alvorlighetsgrad

1	2	3	4	5	6	7	8	9	10

Start	Slutt

Varighet

Kroppssted

Foran	Bak
Venstre	Høyre

Alvorlighetsgrad

1	2	3	4	5	6	7	8	9	10

Andre symptomer	Utløsere	Hjelpetiltak

Kommentarer

Smerte Loggbok

Dato :-		Man	Tir	Ons	Tor	Fre	Lør	Søn

Smerteområde

Start	Slutt
Varighet	

Kroppssted	
Foran	Bak
Venstre	Høyre

Alvorlighetsgrad

1	2	3	4	5	6	7	8	9	10

Start	Slutt
Varighet	

Kroppssted	
Foran	Bak
Venstre	Høyre

Alvorlighetsgrad

1	2	3	4	5	6	7	8	9	10

Start	Slutt
Varighet	

Kroppssted	
Foran	Bak
Venstre	Høyre

Alvorlighetsgrad

1	2	3	4	5	6	7	8	9	10

Energi

☆ ☆ ☆ ☆ ☆

Aktivitet

☆ ☆ ☆ ☆ ☆

Søvn

☆ ☆ ☆ ☆ ☆

Andre symptomer	Utløsere	Hjelpetiltak

Kommentarer

Smerte Loggbok

Dato :-		Man	Tir	Ons	Tor	Fre	Lør	Søn

Smerteområde

Start	Slutt

Varighet

Kroppssted

Foran	Bak
Venstre	Høyre

Alvorlighetsgrad

1	2	3	4	5	6	7	8	9	10

Start	Slutt

Varighet

Kroppssted

Foran	Bak
Venstre	Høyre

Alvorlighetsgrad

1	2	3	4	5	6	7	8	9	10

Start	Slutt

Varighet

Kroppssted

Foran	Bak
Venstre	Høyre

Alvorlighetsgrad

1	2	3	4	5	6	7	8	9	10

Energi

☆ ☆ ☆ ☆ ☆

Aktivitet

☆ ☆ ☆ ☆ ☆

Søvn

☆ ☆ ☆ ☆ ☆

Andre symptomer	Utløsere	Hjelpetiltak

Kommentarer